Kontinuierliche Nierenersatzverfahren auf der Intensivstation

Daniel Heise

Kontinuierliche Nierenersatzverfahren auf der Intensivstation

Verstehen und differenziert anwenden

2. Auflage

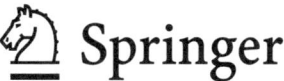

Daniel Heise
Klinik für Anästhesiologie
Universitätsmedizin Göttingen
Göttingen, Deutschland

ISBN 978-3-662-70749-4   ISBN 978-3-662-70750-0 (eBook)
https://doi.org/10.1007/978-3-662-70750-0

Die Deutsche Nationalbibliothek verzeichnet diese Publikation in der DeutschenNationalbibliografie; detaillierte bibliografische Daten sind im Internet über https://portal.dnb.de abrufbar.

© Der/die Herausgeber bzw. der/die Autor(en), exklusiv lizenziert an Springer-Verlag GmbH, DE, ein Teil von Springer Nature 2021, 2025

Das Werk einschließlich aller seiner Teile ist urheberrechtlich geschützt. Jede Verwertung, die nicht ausdrücklich vom Urheberrechtsgesetz zugelassen ist, bedarf der vorherigen Zustimmung des Verlags. Das gilt insbesondere für Vervielfältigungen, Bearbeitungen, Übersetzungen, Mikroverfilmungen und die Einspeicherung und Verarbeitung in elektronischen Systemen.

Die Wiedergabe von allgemein beschreibenden Bezeichnungen, Marken, Unternehmensnamen etc. in diesem Werk bedeutet nicht, dass diese frei durch jede Person benutzt werden dürfen. Die Berechtigung zur Benutzung unterliegt, auch ohne gesonderten Hinweis hierzu, den Regeln des Markenrechts. Die Rechte des/der jeweiligen Zeicheninhaber*in sind zu beachten.

Der Verlag, die Autor*innen und die Herausgeber*innen gehen davon aus, dass die Angaben und Informationen in diesem Werk zum Zeitpunkt der Veröffentlichung vollständig und korrekt sind. Weder der Verlag noch die Autor*innen oder die Herausgeber*innen übernehmen, ausdrücklich oder implizit, Gewähr für den Inhalt des Werkes, etwaige Fehler oder Äußerungen. Der Verlag bleibt im Hinblick auf geografische Zuordnungen und Gebietsbezeichnungen in veröffentlichten Karten und Institutionsadressen neutral.

Springer ist ein Imprint der eingetragenen Gesellschaft Springer-Verlag GmbH, DE und ist ein Teil von Springer Nature.
Die Anschrift der Gesellschaft ist: Heidelberger Platz 3, 14197 Berlin, Germany

Wenn Sie dieses Produkt entsorgen, geben Sie das Papier bitte zum Recycling.

Vorwort

Kontinuierliche Nierenersatzverfahren sind seit Jahrzehnten ein fester Bestandteil der modernen Intensivmedizin und heutzutage aus der Behandlung kritisch kranker Patienten kaum noch wegzudenken. Seit den ersten „Blutwäschen" zu Beginn des 20. Jahrhunderts hat das Wissen auf dem Gebiet der Nierenersatztherapie in erheblichem Umfang zugenommen. Die praktische Anwendung der Geräte wurde im Laufe der Zeit durch die stetige technische Weiterentwicklung immer einfacher, so dass heute nahezu jede Intensivstation über die Möglichkeit verfügt, Patienten mit akutem Nierenversagen effektiv zu therapieren. Die weite Verbreitung von Geräten zur Nierenersatztherapie hat zur Folge, dass Nierenersatzverfahren häufig auch von nicht-Nephrologen auf Intensivstationen angewendet werden.

Bislang gültiges medizinisches Wissen wird oft durch neuere, evidenzbasierte Erkenntnisse aus der klinischen Forschung abgelöst, und so sind auch die medizinisch-therapeutischen Aspekte der Nierenersatztherapie (z. B. Indikationen, Therapiedauer und -verfahren etc.) einem stetigen Wandel unterworfen. Die zugrundeliegenden physikalischen Prinzipien der Nierenersatztherapie wie Diffusion und Konvektion im Gegenstromverfahren bleiben in ihren Grundzügen jedoch trotz aller technischen Weiterentwicklungen und neu gewonnener medizinischer Erkenntnisse naturgemäß unverändert.

Ziel des vorliegenden Buches ist in erster Linie die Vermittlung von Wissen über die grundlegenden Prinzipien und Funktionsweisen moderner Nierenersatzverfahren; klinisch orientierte

Informationen werden vor dem Hintergrund ihres beständigen Wandels dagegen bewusst auf ein Minimum reduziert. Ein solides Verständnis der unterschiedlichen Therapieformen, ihrer Funktionsweisen und ihrer Vor- und Nachteile bildet jedoch die Grundlage dafür, die aktuell gültigen klinischen Empfehlungen zu verstehen, sie im Einzelfall zu überprüfen, gegebenenfalls zu modifizieren und in der intensivmedizinischen Praxis in optimale Therapiekonzepte umzusetzen.

Göttingen, Deutschland   Daniel Heise

Danksagungen Für die kreative und professionelle Umsetzung meiner Ideen bei der Erstellung der Abbildungen möchte ich mich herzlich bei Herrn Michael Hoffmann von MedicalGraphics bedanken, sowie bei Herrn PD Dr. Marcus Frank vom Elektronenmikroskopischen Zentrum der Universitätsmedizin Rostock für die unbürokratische Erstellung der in diesem Buch verwendeten elektronenmikroskopischen Aufnahmen.

Mein besonderer Dank gilt darüber hinaus meinem langjährigen beruflichen Wegbegleiter Dr. Tassilo Kunzmann und Herrn PD Dr. Orfeas Liangos, die mein Manuskript mit dem kritischen Blick des erfahrenen Nephrologen gegengelesen und an der einen oder anderen Stelle mit konstruktiven Verbesserungsvorschlägen versehen haben.

Competing Interests Der/die Autor*in hat keine für den Inhalt dieses Manuskripts relevanten Interessenkonflikte.

Inhaltsverzeichnis

1 **Historische Entwicklungen** 1
   1.1 Eine kleine Zeitreise 1

2 **Bewährt bis in die Gegenwart: Kontinuierliche Hämofiltration**............................... 7
   2.1 Erste kontinuierliche Nierenersatztherapie 7
   2.2 Technische Weiterentwicklungen.............. 9
        2.2.1 Blutpumpe 9
        2.2.2 Filtratpumpe....................... 10
        2.2.3 Substitutionslösung 11
   2.3 Einfluss der Molekülgröße auf den Filtrationsprozess 14
   Literatur....................................... 15

3 **Kenngrößen der Nierenersatztherapie** 17
   3.1 Entzug und Therapiedosis: Bitte nicht verwechseln! 17
   3.2 Entzug 18
   3.3 Therapiedosis............................ 19
   3.4 Und welcher Blutfluss Q_B? 22
   3.5 Prädilution: Kompromiss zwischen Filterstandzeit und Entgiftungsleistung 25
   3.6 Zusammenfassung kontinuierliche veno-venöse Hämofiltration (CVVH) 29
   Literatur....................................... 30

4	**Dialyse: Austausch ohne Strömung**	**31**
4.1	Diffusion als Grundprinzip	31
4.1.1	Selektive Diffusion.	33
4.1.2	Kontinuierliche Diffusion im Gegenstromprinzip	34
4.2	Therapiedosis einer Hämodialyse	36
4.3	Entzug	37
4.4	Einfluss der Molekülgröße auf den Diffusionsprozess	39
4.5	Zusammenfassung kontinuierliche venovenöse Hämodialyse (CVVHD)	40

5	**Best of both worlds: Hämodiafiltration**	**41**
5.1	Von der Hämodialyse mit Entzug zur Hämodiafiltration	41
5.2	Therapiedosis	43
5.3	Entzug	44
5.4	Zusammenfassung kontinuierliche venovenöse Hämodiafiltation (CVVHDF)	46

6	**Sauer macht lustig: Zitratantikoagulation**	**47**
6.1	Antikoagulation bei kontinuierlichen Nierenersatzverfahren	47
6.2	Funktionsweise	48
6.3	Effektivität der Antikoagulation	51
6.4	Blut-pH und Basenüberschuss (BE)	52
6.4.1	Metabolische Azidose	53
6.4.2	Metabolische Alkalose	54
6.5	Systemisches Calcium	56
6.6	Zitrat-Zugabe: Eine Art Prädilution	57
6.7	Zitrat-Antikoagulation bei Leberinsuffizienz	60
6.8	Zusammenfassung Zitrat-Antikoagulation	61
	Literatur	62

7	**Under Pressure: Druckparameter der Nierenersatztherapie**	63
	7.1 Druck, Fluss und Widerstand................	63
	7.1.1 Abnahme- oder Zugangsdruck..........	65
	7.1.2 Präfilter-Druck.....................	66
	7.1.3 Rückgabedruck	67
	7.1.4 Ultrafiltrat-Druck und Trans-Membran-Druck............	68
8	**Los geht's!**	71
	8.1 Wer braucht wann welches Nierenersatzverfahren?	71
	8.2 Welche Modalität (Hämodialyse, Hämofiltration oder Hämodiafiltration)?........	72
	8.3 Welche Behandlungsparameter?	73
	8.4 Welche Antikoagulation?....................	73
Stichwortverzeichnis...............................		75

Über den Autor

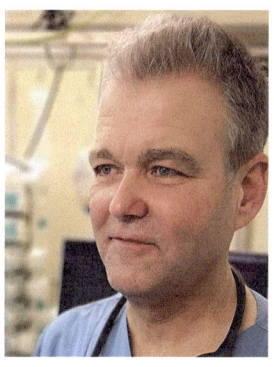

PD Dr. med. Daniel Heise ist seit 1995 Mitarbeiter der Klinik für Anästhesiologie der Universitätsmedizin Göttingen und dort als Oberarzt im Bereich der operativen Intensivmedizin tätig.

Bereits während der 1996 abgeschlossenen Promotion über verschiedene Marker des akuten Nierenversagens entstand eine langfristige Begeisterung für dieses faszinierende Organ. Die weitere wissenschaftliche Tätigkeit sowie die Habilitation fokussierten sich daher auf klinische Aspekte des akuten Nierenversagens.

Neben der Leidenschaft für Notfall- und Intensivmedizin liegt dem Autor auch die Lehre besonders am Herzen. Vermeintlich komplizierte Dinge einfach zu gestalten, Zusammenhänge zu vermitteln anstatt bloße Fakten aufzuzählen – diese Ansätze bildeten die Grundlage für die Idee, das vorliegende Buch über kontinuierliche Nierenersatztherapie in der Intensivmedizin zu verfassen.

Historische Entwicklungen 1

1.1 Eine kleine Zeitreise

Bereits im 19. Jahrhundert entdeckte der britische Chemiker Thomas Graham ein Phänomen, das bis zum heutigen Tag eine zentrale Rolle bei Nierenersatzverfahren spielt: Er konnte in Experimenten zeigen, dass gelöste Teilchen unter bestimmten Umständen durch Membranen hindurch von einem Flüssigkeitskompartiment in ein anderes diffundieren. Graham erkannte durch seine systematischen Untersuchungen auch die beiden Voraussetzungen die gegeben sein müssen, damit eine Diffusion zwischen zwei Kompartimenten stattfindet: Erstens müssen die Konzentrationen des betreffenden Stoffes in den beiden Kompartimenten unterschiedlich sein, und zweitens darf die Größe der diffundierenden Substanzen ein bestimmtes Maximum nicht überschreiten, welches wiederum von den molekularen Eigenschaften der Membran („Porengröße") bestimmt wird. Diese durch einen Konzentrationsunterschied hervorgerufene selektive Diffusion gelöster Teilchen bezeichnete Graham bereits im Jahre 1854 als „Dialyse" und prägte damit einen zentralen Begriff der modernen Nierenersatztherapie, noch lange bevor die Funktionsprinzipien der biologischen Niere auch nur ansatzweise bekannt waren.

Nachdem die Forschung immer tiefere Einblicke in die Physiologie der Niere ermöglichte und die Funktionsweise des Nephrons immer genauer verstanden wurde, begann im frühen 20. Jahrhundert die intensive Erforschung der pathophysiologischen und pathobiochemischen Auswirkungen eines vollständigen Ausfalls der exkretorischen Nierenfunktion. Schon früh wurde erkannt, dass bei allen Formen des Nierenversagens letzten Endes die Kumulation von toxischen Stoffwechselprodukten zum Tod des Patienten führt. Basierend auf dieser Erkenntnis begann die Suche nach Möglichkeiten das Blut von Substanzen zu befreien, die unter physiologischen Bedingungen von der Niere eliminiert werden. Alle diese experimentellen Verfahren basierten damals auf dem von Graham entdeckten Prinzip der Dialyse: Blut und eine geeignete Flüssigkeit („Dialysat") flossen von einer Membran getrennt im Gegenstrom aneinander vorbei, bestimmte Substanzen diffundierten aus dem Blut in das Dialysat und wurden somit aus dem Blut eliminiert.

Die erste praktische Anwendung eines solchen Verfahrens gelang dem US-amerikanischen Mediziner und Pharmakologen Johann Jacob Abel im Jahre 1912 mit dem von ihm entwickelten extrakorporalen „Vividiffusions"-System. Abel setzte dieses System zwar nur zu Demonstrationszwecken an Versuchstieren ein, welchen er zuvor verschiedene Tracersubstanzen intravenös injiziert hatte. Nach dem Anschluss an das Vividiffusionssystem und einer entsprechenden Behandlungsdauer konnten die Tracersubstanzen jedoch zu großen Teilen im Dialysat nachgewiesen werden, womit die grundsätzliche Möglichkeit bewiesen war, bestimmte Substanzen selektiv aus dem Blut zu entfernen.

Zum klinischen Einsatz kam das Verfahren erst über zehn Jahre später, als der Arzt Georg Haas zwischen 1924 und 1928 an der Universitätsklinik Gießen die ersten 11 „Blutwäschen" an Patienten durchführte. Auch seine Apparatur basierte darauf, Blut durch eine semipermeable Membran getrennt von einer Dialysatflüssigkeit umspülen zu lassen, wodurch gelöste Stoffe vom Blut in das Dialysat übertraten. Das Verfahren fand wegen des sehr hohen technischen Aufwandes und der weiterhin hohen Letalität von Patienten mit anurischem Nierenversagen zu diesem Zeitpunkt jedoch noch keine breite Anwendung. Erst nach technischen Weiterentwicklungen von Willem Johan Kolff („Trommelniere") und Nils Alwall (Ultrafiltration durch Unterdruck) fand die Nierenersatztherapie ab den 1950er-Jahren zunehmende Verbreitung in der klinischen Behandlung von Patienten.

1.1 Eine kleine Zeitreise

Trotz umfangreicher technischer Fortschritte wurden als Dialysemembranen zunächst weiterhin Zellophanschläuche aus der Wurstproduktion (!) verwendet, durch die das Patientenblut geleitet und in Kontakt mit dem umgebenden Dialysat gebracht wurde. Aufgrund der nur sehr begrenzten Keimfreiheit und des direkten Blutkontaktes stellten die „Blutwäschen" ein relevantes Infektionsrisiko dar, sodass sie bei Patienten mit akutem oder terminalem Nierenversagen nur für wenige Stunden, dafür jedoch mit einer hohen Intensität eingesetzt wurden. Eine erneute Behandlung erfolgte erst dann wieder, wenn der Wasser- und Elektrolytstatus des Patienten dies erforderte (in der Regel nach einem meist mehrtägigen therapiefreien Intervall). Diese intermittierende Therapieform stellte mit ihren abrupten, intensiven Eingriffen in den Flüssigkeits- und Elektrolythaushalt oft eine Herausforderung für die physiologischen Mechanismen der Kreislaufregulation der Patienten dar.

Erst gegen Ende der 1960er-Jahre wurde mit der industriellen Fertigung steriler Hämofilter die Grundlage für den kontinuierlichen Einsatz von Nierenersatzverfahren geschaffen. Kernbestandteil dieser Hämofilter waren mehrere tausend parallel geschaltete Mikrokapillaren (auch Hohlfasermembranen genannt) aus Zellulose oder synthetischen Polymeren, die von einer flüssigkeitsdichten Kartusche umgeben waren. Diese Kapillaren wurden einerseits von Blut durchflossen und andererseits von Dialysat umspült, welches sich im Innenraum der Kartusche befand. Trotz der kompakten Bauform erreichte die Kontaktfläche zwischen Blut und Dialysat durch die hohe Anzahl der Kapillaren eine Größe von etwa einem Quadratmeter. Dieser Aufbau ist bis heute nahezu unverändert geblieben; Abb. 1.1 zeigt einen modernen Hämofilter mit zwei seitlichen Anschlüssen für den Blutfluss durch die Kapillaren sowie zwei Anschlüssen für das extrakapilläre Dialysat-Kompartiment der Kartusche.

Der poröse Charakter der Kapillaren ist in der elektronenmikroskopischen Übersichtsaufnahme einer Mikrokapillare zu erkennen (Abb. 1.2), bei einer höheren Vergrößerung kommt die Feinstruktur der Kapillarwand in der Aufsicht auf die Kapillaroberfläche sehr plastisch zur Darstellung (Abb. 1.3).

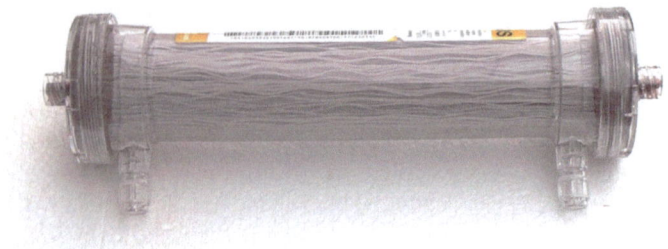

Abb. 1.1 Moderner Hämofilter mit Hohlfasermembranen. Über die seitlichen Anschlüsse wird der Blutfluss durch die Mikrokapillaren geleitet, während die unteren Anschlüsse den Zugang zum extrakapillären Raum der Filterkartusche darstellen. (Eigene Darstellung)

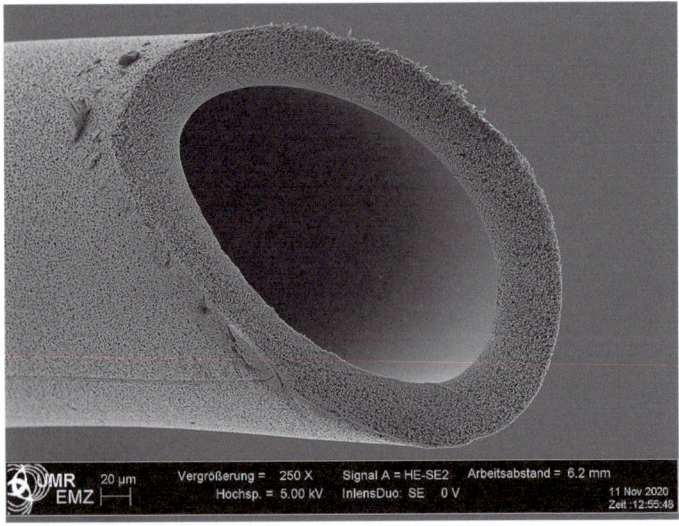

Abb. 1.2 Elektronenmikroskopische Aufnahme einer Hohlfasermembran eines Hämofilters. Die Vergrößerung von 250 x lässt die trabekuläre Struktur der Kapillarwand sowie die Mikroporen auf der Oberfläche erkennen. Quelle: Elektronenmikroskopisches Zentrum der Universitätsmedizin Rostock

1.1 Eine kleine Zeitreise

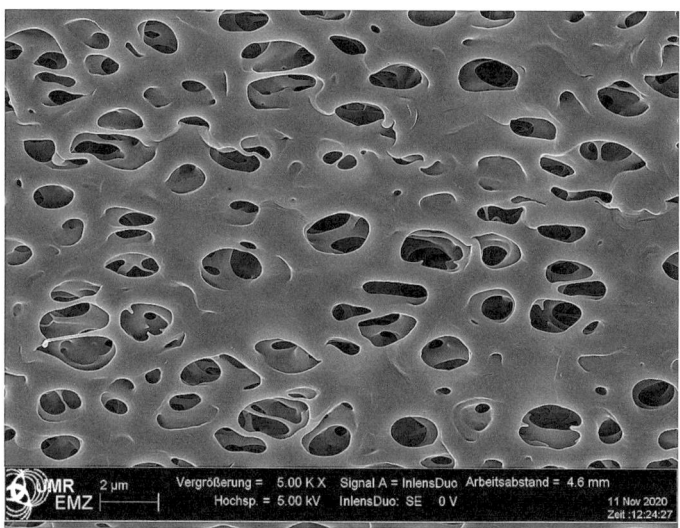

Abb. 1.3 Aufsicht auf die Kapillaroberfläche. Bei einer Vergrößerung von 5000 x sind Feinstruktur und die Poren der Membran sehr gut zu erkennen. Quelle: Elektronenmikroskopisches Zentrum der Universitätsmedizin Rostock

Zur Beschreibung der Filtrationseigenschaften der Kapillaren wurde der Begriff des „Siebkoeffizienten" eingeführt: Der Siebkoeffizient ist das Verhältnis der Konzentration eines Stoffes außerhalb der Kapillare zu seiner Konzentration im Inneren der Kapillare. Wird eine Substanz frei filtriert, sind die Konzentrationen innerhalb und außerhalb der Kapillare gleich, der Siebkoeffizient ist in diesem Fall 1,0. Wird eine Substanz dagegen überhaupt nicht filtriert, ist ihre Konzentration außerhalb der Kapillare 0, der Siebkoeffizient ist daher auch 0.

Siebkoeffizient = 1,0: Freie Filtration der Substanz
Siebkoeffizient = 0,0: Keinerlei Filtration der Substanz

Werden die Siebkoeffizienten gelöster Substanzen in Abhängigkeit ihrer Molekülgröße in einem Diagramm aufgetragen, entstehen Kennlinien, die das Filtrationsverhalten der jeweiligen Filtrationsmembran charakterisieren (s. Abb. 1.4). Kleine Mole-

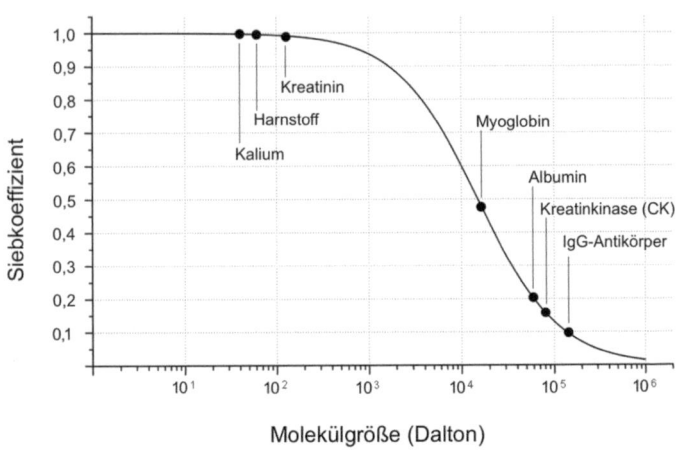

Abb. 1.4 Kennlinie eines modernen Hämofilters. Bis zu einer Molekülgröße von 10 Da werden Substanzen nahezu frei filtriert, Moleküle mit einer Größe von etwa 150 kDa (z. B. IgG-Antikörper) können die Kapillarmembran nur noch zu etwa 10% passieren. (Eigene Darstellung)

küle wie Kreatinin und Harnstoff werden praktisch vollständig filtriert, während große Moleküle wie Albumin oder Antikörper die Poren nur zu einem geringen Teil (weniger als 20 % bzw. 10 %) passieren können.

Die Verfügbarkeit von hochwertigen, sterilen und pyrogenfreien Hohlfaser-Membranen stellte einen wesentlichen Meilenstein in der Entwicklung der Nierenersatztherapie dar, weil hierdurch erstmals die kontinuierliche Anwendung von Nierenersatzverfahren über mehrere Tage möglich wurde.

2 Bewährt bis in die Gegenwart: Kontinuierliche Hämofiltration

2.1 Erste kontinuierliche Nierenersatztherapie

Die erste kontinuierliche, d. h. über mehrere Tage durchgehend durchgeführte Nierenersatztherapie erfolgte im Jahre 1977 durch den Nephrologen Peter Kramer in Göttingen [1]. Abb. 2.1 zeigt den grundsätzlichen Aufbau des Verfahrens, das neben der kontinuierlichen Anwendung eine weitere Innovation aufwies:

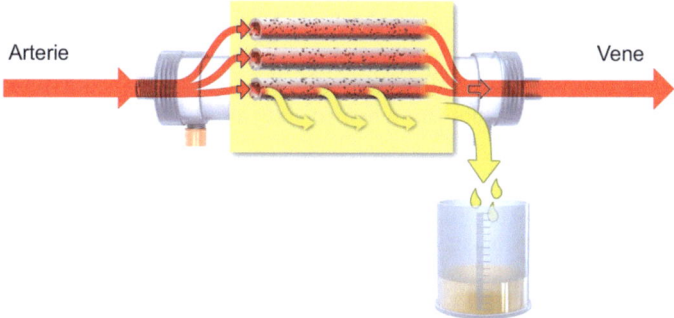

Abb. 2.1 Schematischer Aufbau der ersten kontinuierlichen, arterio-venösen Hämofiltration. Die Entfernung von gelösten Substanzen erfolgt durch den Ausstrom von Plasmaflüssigkeit, Blutfluss und Filtration erfolgen passiv aufgrund des arteriellen Mitteldruckes

Anstatt das Blut von einer Dialysatflüssigkeit umspülen zu lassen, erfolgte die Entfernung von harnpflichtigen Substanzen ausschließlich dadurch, dass Plasmaflüssigkeit und die darin gelösten Substanzen („Solute") durch die Poren der Hohlfasermembranen abfiltriert wurde.

▶ Solute = gelöste Substanzen im Blut, z. B. Elektrolyte, Kreatinin, Harnstoff etc.

Der Extrakapillarraum wurde also nicht mit einer Dialysatflüssigkeit gefüllt (wie bei den bis dahin praktizierten diffusiven Dialyse-Verfahren), sondern er füllte sich rasch mit abgepresstem Ultrafiltrat, welches frei abfließen konnte.

Der Anschluss des Filters erfolgte arterio-venös, die treibende Kraft für den Blutfluss durch die Filterkapillaren war somit die Differenz zwischen arteriellem Mitteldruck und zentralvenösem Druck (ZVD). Hierdurch reduzierte sich der technische Aufwand des Verfahrens auf ein Minimum, da für den Blutfluss keine aktiven Pumpen erforderlich waren.

Mit diesem einfachen arterio-venösen Verfahren waren jedoch systembedingt auch mehrere Nachteile verbunden:

- Der arterio-venös perfundierte Kapillarfilter stellte aus hämodynamischer Sicht ein „akzessorisches Organ" dar. Daher musste das Herz in der Lage sein, das Herzzeitvolumen effektiv zu steigern, um zusätzlich zu einer ausreichenden Perfusion der biologischen Organe auch einen effektiven Blutfluss durch den Filter zu generieren.
- Die Höhe des Blutflusses durch die Filterkapillaren wurde ausschließlich von der Differenz zwischen arteriellem und zentralvenösem Druck sowie dem Strömungswiderstand der Filterkapillaren bestimmt. Da diese Größen in weiten Grenzen variieren können, war die Menge des durch den Filter fließenden Blutes ebenfalls in hohem Maße variabel und konnte nur sehr begrenzt beeinflusst werden.
- Die Menge der pro Zeiteinheit abfiltrierten Flüssigkeit war ebenfalls nicht beeinflussbar, da sie im wesentlichen vom hydrostatischen Druck im Inneren der Filterkapillaren abhing, der wiederum eng mit dem arteriellen Blutdruck korrelierte.

Bei den ersten Anwendungen dieses Verfahrens im Jahre 1977 wurde zwar eine gewisse Autoregulation beobachtet: Mit zunehmender Menge an abfiltrierter Plasmaflüssigkeit nahm der arterielle Mitteldruck des Patienten ab, was wiederum zu einer Abnahme der Filtratproduktion führte. Trotz dieser groben Autoregulation konnte das Ausmaß des Flüssigkeitsentzuges jedoch nur sehr eingeschränkt beeinflusst und gesteuert werden.

2.2 Technische Weiterentwicklungen

Da sich das neue Konzept der kontinuierlichen Nierenersatztherapie im Vergleich zu den bis dato nur intermittierend durchgeführten Therapien jedoch als vorteilhaft erwies, wurden in der folgenden Zeit technische Modifikationen entwickelt, mit denen die beschriebenen Nachteile des einfachen arterio-venösen Systems behoben werden konnten. Diese technischen Weiterentwicklungen, die in Abb. 2.2 dargestellt sind, bestanden aus drei Komponenten:

2.2.1 Blutpumpe

Durch den Einbau einer Rollerpumpe in die zuführende Blutleitung erfolgte der Blutfluss nicht mehr passiv-druckabhängig, sondern wurde aktiv von der Pumpe generiert. Dies ermöglichte den veno-venösen Anschluss an den Patienten, da kein arteriovenöser Druckgradient mehr für die Perfusion des Filters erforderlich war.

Hintergrundwissen
Obwohl moderne Nierenersatzverfahren praktisch ausschließlich veno-venös betrieben werden, sind die Bezeichnungen der zu- und abführenden Blutleitungen auch heute noch ein Relikt aus den Zeiten der historischen arterio-venösen Verfahren: Über den „arteriellen" Anschluss fließt das Blut zum Gerät, und über den „venösen" Anschluss wieder zurück zum Patienten.

Durch den veno-venösen Anschluss wurde nicht nur die großlumige Kanülierung arterieller Gefäße überflüssig, sondern es entfielen auch die negativen Auswirkungen des arterio-venösen Verfahrens auf die Hämodynamik (keine Steigerung des Herzzeit-

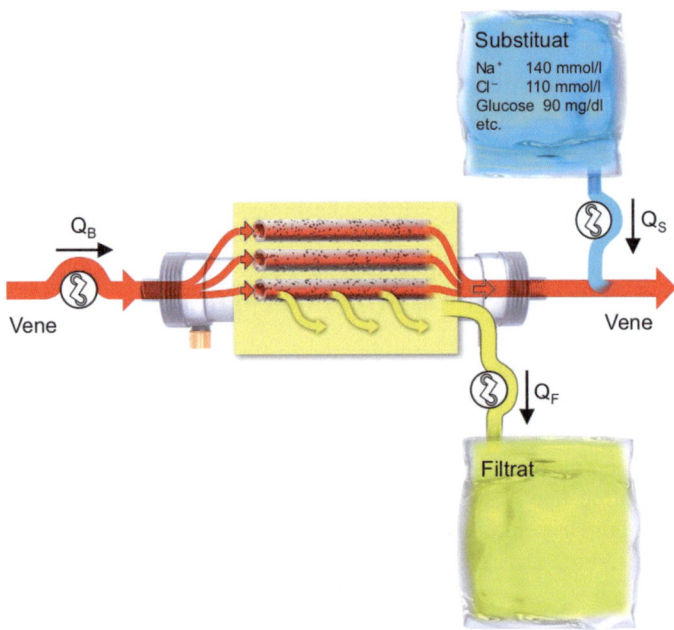

Abb. 2.2 Schematischer Aufbau einer kontinuierlichen veno-venösen Hämofiltration (CVVH). Neben dem Blutfluss (Q) werden auch die Flussraten von Filtrat (Q) und Substituat (Q) durch Rollerpumpen gesteuert

volumens erforderlich). Ein weiterer Vorteil der aktiven Blutpumpe bestand darin, dass die Höhe des Blutflusses über die Förderrate der Blutpumpe präzise eingestellt und konstant gehalten werden konnte, dieser definierte Blutfluss wird als $\mathbf{Q_B}$ bezeichnet.

2.2.2 Filtratpumpe

Der Abfluss des Ultrafiltrats erfolgte ebenfalls nicht mehr passiv und abhängig vom hydrostatischen Druck innerhalb der Kapillaren, sondern wurde von einer zweiten Rollerpumpe, der Filtratpumpe, reguliert. Hierdurch konnte exakt gesteuert werden wie viel Ultrafiltrat pro Zeiteinheit abfließt; dieser definierte Filtratfluss wird als $\mathbf{Q_F}$ bezeichnet.

2.2 Technische Weiterentwicklungen

Da das Ultrafiltrat auch im veno-venösen Betrieb mit einem hohen (von der Blutpumpe generierten) hydrostatischen Druck aus den Kapillaren abgepresst wird, kann die Funktion der Filtrat-Pumpe durchaus darin bestehen, den effektiven Filtratfluss zu *limitieren*, wenn der spontane Filtratabfluss infolge des hydrostatischen Druckes höher wäre als der therapeutisch gewünschte Filtratfluss. Diese Flusslimitierung durch die Filtratpumpe ist vergleichbar mit der „Motorbremse" eines Autos, wenn der Motor beim Bergabfahren nicht dazu eingesetzt wird das Fahrzeug zu beschleunigen, sondern es zu bremsen.

Sind jedoch hohe Filtratflüsse erwünscht, kann die Filtratpumpe durchaus auch den Fluss erhöhen, indem sie einen entsprechenden Unterdruck in dem extrakapillären Kompartiment der Filterkartusche generiert und dadurch aktiv Flüssigkeit aus den Hohlfasermembranen zieht.

2.2.3 Substitutionslösung

Neben den beiden aktiven Pumpen für den Blut- und Filtratfluss etablierte sich eine dritte Weiterentwicklung, die bis heute ein fester Bestandteil moderner Hämofiltrationsverfahren ist: Nachdem das Blut den Hämofilter passiert hat und die gewünschte Menge an Ultrafiltrat abfiltriert wurde, erfolgt die Zugabe einer speziellen Substitutionslösung zum Blut, bevor es dem Patienten über den rückführenden venösen Zugang retransfundiert wird. Auch dieser Zufluss wird von einer separaten Pumpe generiert und als Substituatfluss Q_s bezeichnet.

Die meisten Patienten sind zu Beginn einer Nierenersatztherapie volumenexpandiert (d. h. „überwässert"), sodass ein effektiver Flüssigkeitsentzug mit einer negativen Bilanzierung angestrebt wird. Es stellt sich daher die berechtigte Frage, worin der Sinn einer derartig hoch dosierten Flüssigkeitszufuhr liegt – im klinischen Alltag sind Substituatflüsse in einem Bereich von 2000 ml/h (also etwa 50 L pro Tag!) üblich. Um den Sinn und die Notwendigkeit einer derart hoch dosierten Flüssigkeitszufuhr zu verstehen, sollen die Details der Elimination von Harnstoff etwas genauer betrachtet werden, wobei Harnstoff hierbei exemplarisch für nahezu alle anderen Solute zu sehen ist:

Der Eiweißstoffwechsel des menschlichen Organismus verursacht pro Tag einen Anfall von etwa 15 g Harnstoff, die bei erloschener Nierenfunktion vollständig über das Nierenersatzverfahren eliminiert werden müssen. Die Serum-Konzentration von Harnstoff liegt jedoch nur in einer Größenordnung von etwa 30 mg/dl, d. h. 300 mg/l oder 0,3 g/l. Um die täglich anfallende Gesamtmenge von 15 g Harnstoff über den Mechanismus der Filtration aus dem Blut zu eliminieren, müssten in 24 h folglich 50 L Flüssigkeit aus dem Blutkreislauf abgepresst werden (0,3 g/l * 50 l = 15 g). Die alleinige Filtration und Ausscheidung von Blutflüssigkeit in einer Größenordnung von 50 Litern pro Tag ist jedoch schon aufgrund des begrenzten Extrazellulärvolumens (das lediglich etwa 20 % des Körpergewichtes beträgt) schlicht nicht möglich.

Die Gegenüberstellung der *Menge* eines Stoffes, die pro Zeiteinheit ausgeschieden werden muss, und seiner *Konzentration* im Blut verdeutlicht das grundsätzliche Problem: Für eine effektive und vollständige Ausscheidung der meisten harnpflichtigen Substanzen muss erheblich mehr Plasmaflüssigkeit abfiltriert werden, als dem Organismus Flüssigkeit entzogen werden darf. Die Natur hat dieses Problem in der Niere auf eine elegante Art und Weise gelöst, deren Prinzip in Abb. 2.3 dargestellt ist:

Auch in der Niere wird pro Zeiteinheit wesentlich mehr Blutflüssigkeit abfiltriert, als dem Körper Flüssigkeit entzogen werden soll: Bei einer normwertigen glomerulären Filtrationsrate (GFR) von 120 ml/min werden von den Glomeruli pro Tag über 170 L Plasmaflüssigkeit abfiltriert, wodurch auch diejenigen Solute effektiv eliminiert werden, die nur in sehr niedrigen Konzentrationen im Blut gelöst sind. Um den tatsächlichen Flüssigkeitsverlust auf ca. 1–2 L pro Tag zu reduzieren, gewinnt das Tubulussystem aus dem Primärfiltrat jedoch nahezu die gleiche Menge an Wasser und nicht-ausscheidungspflichtigen Substanzen (Elektrolyte, Glukose, Proteine etc.) zurück, und führt diese rückresorbierte Flüssigkeit über die Venen des Tubulussystems wieder zurück in den Blutkreislauf. Durch diese Art des „Recyclings" werden hohe Verluste an Wasser und anderen wichtigen Substanzen vermieden, die sonst bei einer Filtration in der Größenordnung von 150–200 Litern pro Tag zwangsläufig entstehen würden. Dieses Konzept

2.2 Technische Weiterentwicklungen

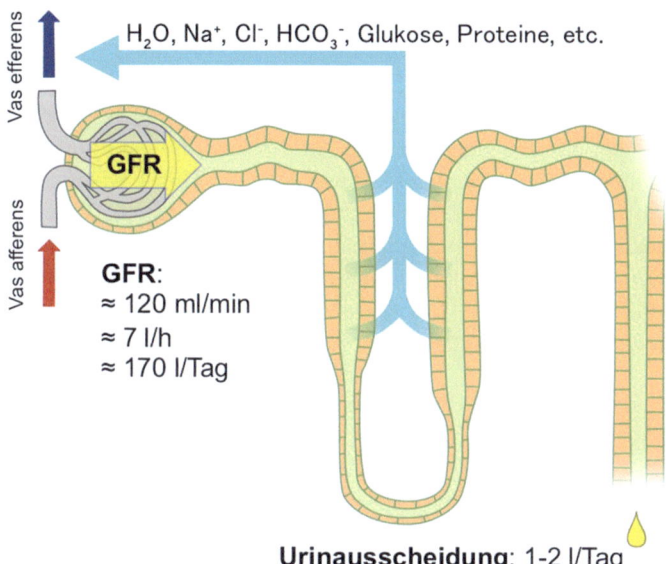

Abb. 2.3 Funktionsprinzip des Nephrons. Die Rückresorption von Wasser, Elektrolyten und anderen physiologischen Blutbestandteilen ermöglicht eine hohe Filtrationsleistung bei gleichzeitig minimalen Flüssigkeitsverlusten

macht also die beiden zentralen Anforderungen miteinander vereinbar, einerseits sehr große Mengen an Flüssigkeit abzufiltrieren, dem Organismus aber andererseits nur wenig Flüssigkeit zu entziehen und die Verluste an physiologischen Blutbestandteilen minimal zu halten.

Allen Fortschritten der Biotechnologie zum Trotz ist es bis heute jedoch nicht gelungen, die Rückresorptionsfunktion des Tubulussystems künstlich nachzubilden. Die bei der Anwendung einer Hämofiltration abfiltrierte Plasmaflüssigkeit kann daher nicht weiterverwertet werden, sondern wird (inklusive aller darin enthaltenen Solute) komplett verworfen. Um die Recycling-Funktion der biologischen Niere zu imitieren, werden die wichtigsten der normalerweise rückresorbierten Substanzen (Wasser, Elektrolyte, Glukose etc.) dem Blut deshalb nach dem Filtrationsprozess in Form einer Substitutionslösung zugeführt. Durch diesen „Kunstgriff" werden hohe Ultrafiltrationsraten (und somit eine effektive Elimination niedrig konzentrierter Substanzen) mit einem beliebig niedrigen Flüssigkeitsentzug vereinbar. Es darf jedoch nicht außer Acht gelassen werden, dass das Tubulussystem der Niere unter physiologischen Bedingungen mehrere hundert (!) nicht-ausscheidungspflichtige Substanzen aus dem Primärharn rückresorbiert und in den Blutkreislauf zurückführt, während die Substitutionslösung (alleine schon aus Kostengründen) nur die allerwichtigsten physiologischen Plasmabestandteile enthält. Die Hämofiltration ist daher stets mit einem niedrigen, aber kontinuierlichen Verlust an wasserlöslichen, kleinmolekularen, physiologischen Blutbestandteilen verbunden.

▶ Substitutionslösung: Ermöglicht eine hohe Filtrationsleistung ohne relevante Flüssigkeitsverluste

2.3 Einfluss der Molekülgröße auf den Filtrationsprozess

Da die Poren der Membran eine bestimmte Maximalgröße aufweisen liegt es auf der Hand, dass die Filtrierbarkeit von Substanzen jenseits einer bestimmten Molekülgröße mit zunehmendem Molekulargewicht immer weiter abnimmt. Der Zusammenhang zwischen Molekülgröße und Filtrierbarkeit wurde bereits in Abb. 1.4 beispielhaft dargestellt, Kennlinien dieser Art sind für alle klinisch eingesetzten Filtrationsmembranen verfügbar. Obwohl der Übergang zwischen freier Filtrierbarkeit (kleine Moleküle) und vollständig fehlender Filtrierbarkeit (sehr große Moleküle) fließend ist, wurde ein Cut-off-Wert definiert, der Dialysemembranen charakterisiert und letztlich von der Porengröße bestimmt wird: Der Cut-off-Wert ist diejenige Molekülgröße, bei der nur noch 10 % einer Substanz durch die Poren der Membran abfiltriert werden. In Abb. 1.4 liegt dieser Wert z. B. etwas über 10^5 Dalton bzw. 100 kDa.

▶ Cut-Off-Wert eines Hämofilters: Diejenige Molekülgröße, bei der noch 10 % einer Substanz abfiltriert werden.

Eine der wesentlichsten Eigenschaften der Filtration besteht darin, dass alle Moleküle mit Massen deutlich unterhalb dieses Cut-off-Wertes gleich effektiv eliminiert werden. Ähnlich wie Treibgut-Stücke in einem Fluss, die sich unabhängig von ihrer Größe allesamt mit der gleichen Geschwindigkeit flussabwärts bewegen, werden alle gelösten Substanzen unterhalb einer bestimmten Molekülgröße im gleichen Ausmaß vom Flüssigkeitsausstrom durch die Poren aus dem Blut befördert. Die Hämofiltration eliminiert daher alle gelösten Substanzen bis zu einer bestimmten Molekülgröße gleich effektiv.

▶ Hämofiltration: Alle Moleküle, deren Masse unterhalb des Cut-off-Wertes liegt, werden nahezu gleich effektiv eliminiert.

Diese Erkenntnis mag auf den ersten Blick trivial erscheinen. Sie ist aber deshalb wichtig, weil im weiteren Verlauf dieses Buches andere Mechanismen zur Stoffelimination vorgestellt werden, bei denen die Molekülgröße einen entscheidenden Einfluss auf deren Elimination hat.

Literatur

1. Kramer P, Wigger W, Rieger J, Matthaei D, Scheler F (1977) Arteriovenous haemofiltration: a new and simple method for treatment of overhydrated patients resistant to diuretics. Klin Wschr 55:1121–1122

Kenngrößen der Nierenersatztherapie

3.1 Entzug und Therapiedosis: Bitte nicht verwechseln!

Moderne Nierenersatzgeräte konfrontieren ihre Anwender mit einer beträchtlichen Vielzahl an Einstellmöglichkeiten und therapeutischen Optionen. Auf den ersten Blick mag es daher unter Umständen schwierig erscheinen, den Gesamt-Effekt eines Nierenersatzverfahrens zu erfassen, zu beurteilen und gegebenenfalls zu optimieren. Letzten Endes fließen jedoch sämtliche vom Benutzer einzustellenden Parameter (und seien es noch so viele!) in genau zwei Größen zusammen, die den therapeutischen Effekt eines jeden Nierenersatzverfahrens exakt quantifizieren: Entzug und Therapiedosis.

Bei der bisher besprochenen kontinuierlichen Hämofiltration (CVVH) werden diese beiden Größen durch den Filtratfluss Q_F und den Substituatfluss Q_S festgelegt, in Abb. 3.1 sind dementsprechend typische Werte für den Filtrat- und Substituatfluss angegeben. Anhand dieser Flussraten werden die beiden therapeutischen Größen Entzug und Therapiedosis im Folgenden erläutert.

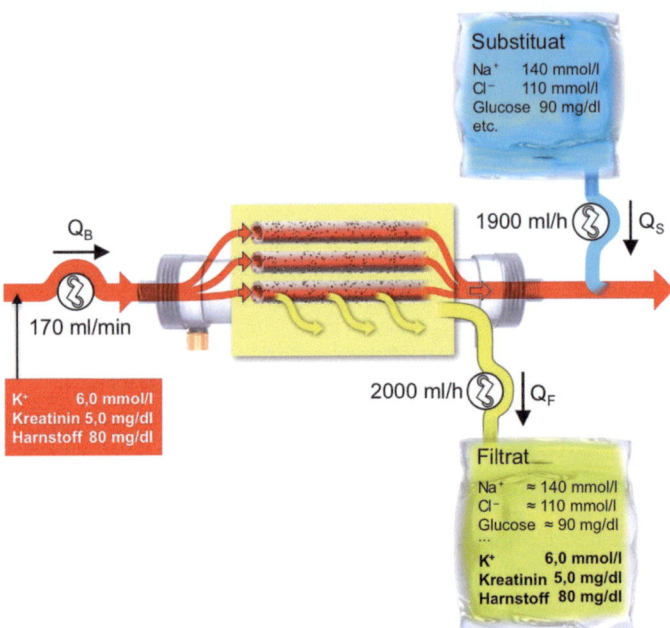

Abb. 3.1 Kontinuierliche veno-venöse Hämofiltration (CVVH) mit typischen Flussraten für Blut, Filtrat und Substituat. Eliminationspflichtige Substanzen weisen im Filtrat die gleichen Konzentrationen auf wie im Blutplasma

3.2 Entzug

Der Begriff Entzug ist nahezu selbsterklärend: Er bezeichnet diejenige Flüssigkeitsmenge, die dem Patienten durch das Nierenersatzverfahren pro Zeiteinheit entzogen wird. Der Entzug ist also die Flüssigkeitsbilanz des Nierenersatzverfahrens, wobei das Wort „Entzug" hinsichtlich der Bilanz per definitionem das Vorzeichen „−" enthält: Ein Entzug von beispielsweise 100 ml/h ist gleichzusetzen mit einer Bilanz von − 100 ml/h. Trotz vieler möglicher Variationen ergibt sich der Entzug letzten Endes immer aus der Differenz aller Zu- und Abflüsse von Flüssigkeiten.

▶ Entzug = Abfließende Flüssigkeiten − zufließende Flüssigkeiten

Bei einer Hämofiltration hängt der Entzug vom Filtratfluss Q_F (Abfluss) und dem Substituatfluss Q_S (Zufluss) ab: Werden dem Blut wie in Abb. 3.1 pro Stunde 2000 ml Filtrat entzogen und in der gleichen Zeit 1900 ml Substitutionslösung zugegeben, resultiert ein Netto-Entzug von 100 ml/h (entsprechend 2,4 L pro Tag). Der gleiche Entzug ließe sich mit jeder anderen Kombination aus Filtrations- und Substitutionsfluss realisieren, die eine Differenz von 100 ml/h aufweisen. Der Entzug einer Hämofiltration ergibt sich somit alleine aus der Differenz zwischen Filtratfluss und Substituatfluss.

▶ Hämofiltration: Entzug = $Q_F - Q_S$

Für den Entzug können keine allgemein gültigen „Standardwerte" angegeben werden, er hängt vom individuellen Volumenstatus des Patienten und der angestrebten Flüssigkeitsbilanz ab. In der Praxis sind Werte zwischen 0 ml/h und 300 ml/h üblich, bei stark volumenexpandierten Patienten können kurzfristig Entzugsraten bis zu 500 ml/h indiziert sein.

▶ Entzug: In weiten Grenzen variabel

3.3 Therapiedosis

Im Gegensatz zum Entzug, der die Entfernung von Flüssigkeit quantifiziert, beschreibt der Behandlungsparameter „Therapiedosis", in welchem Umfang ausscheidungspflichtige Substanzen aus dem Blut eliminiert werden. Die Gesamtheit aller Substanzen, die von einem Nierenersatzverfahren aus dem Blut entfernt werden, ist jedoch ein sehr breites, von Patient zu Patient unterschiedliches Spektrum aus physiologischen (Kreatinin, Harnstoff etc) und nicht-physiologischen Stoffen (Pharmaka, Toxine etc.), deren Konzentrationen darüber hinaus in sehr weiten Bereichen variieren können. Die Erfassung und Quantifizierung aller Substanzen, die von einem Nierenersatzverfahren entfernt werden, ist daher in der Praxis kaum möglich. Die Angabe der Gesamtmenge aller eliminierten Substanzen hätte zudem aber auch nur eine begrenzte

Aussagekraft: Hat die Elimination von 1 g Kalium bei Hyperkaliämie den gleichen therapeutischen Effekt wie die Elimination von 1 g Kreatinkinase bei Rhabdomyolyse? Um die Elimination harnpflichtiger Substanzen dennoch einfach quantifizieren zu können und mit einer klinischen Aussagekraft zu versehen, wurde eine Definition gewählt, die sich an das pharmakologische Konzept der Clearance anlehnt: Die Therapiedosis beschreibt, welches Volumen an Plasmaflüssigkeit (oder Plasmawasser) pro Zeiteinheit vollständig von harnpflichtigen Substanzen gereinigt wird, unabhängig davon, um welche Substanzen es sich im einzelnen handelt. Die Therapiediosis stellt somit die „Plasma-Reinigungsleistung" des Nierenersatzverfahrens dar, ihre Einheit ist ebenfalls ml/h.

▶ Therapiedosis = diejenige Menge an Plasmaflüssigkeit, die pro Zeiteinheit vollständig von den zu eliminierenden Substanzen befreit wird.

Es ist hierbei wichtig zu verstehen, dass das Konzept eines definierten Plasmavolumens, welches vollständig von seinen harnpflichtigen Substanzen befreit wird, rein virtueller Natur ist. Eine Therapiedosis von z. B. 2000 ml/h hat selbstverständlich nicht zur Folge, dass nach einer Stunde 2000 ml Plasmaflüssigkeit vollständig von allen Soluten befreit sind, während die übrige Plasmaflüssigkeit weiterhin alle Substanzen in unveränderten Konzentrationen enthält. Eine Therapiedosis von 2000 ml/h entfernt aus der *Gesamtheit* der Plasmaflüssigkeit jedoch pro Stunde diejenige Menge an Soluten, die in 2000 ml Plasmaflüssigkeit enthalten wären.

Analog zur körpergewichts-bezogenen Dosierung von Medikamenten kann die Therapiedosis eines Nierenersatzverfahrens ebenfalls auf das Körpergewicht des Patienten bezogen werden. Die begrenzte Aussagekraft von Absolutwerten wird durch die Überlegung verdeutlicht, dass eine Therapiedosis von 1500 ml/h bei einem Körpergewicht von 75 kg lediglich 20 ml/kg/h entspricht, bei einem Körpergewicht von 50 kg jedoch bereits 30 ml/kg/h. Bei der konkreten Anwendung von Nierenersatzverfahren ist es daher empfehlenswert, die Therapiedosis gewichtsbezogen in ml/kg/h anzugeben.

3.3 Therapiedosis

Bei der Schemazeichnung einer Hämofiltration in Abb. 3.1 fällt auf, dass ein Reinigungsvorgang des Blutes im eigentlichen Sinne, d. h. die Extraktion von Soluten aus dem Blut heraus, gar nicht stattfindet. Da das Filtrat jedoch aus abfiltrierter Plasmaflüssigkeit besteht, sind die Konzentrationen der Solute im Filtrat ebenso hoch wie im Blutplasma, wie ebenfalls in Abb. 3.1 zu erkennen ist. Wird ein definiertes Volumen an Plasmaflüssigkeit mitsamt allen darin gelösten Substanzen abfiltriert und anschließend durch das gleiche Volumen schadstofffreier Substitutionslösung ersetzt, ist der Effekt hinsichtlich der Schadstoffelimination der gleiche, als wäre dieses Volumen an Plasmaflüssigkeit vollständig von seinen Schadstoffen befreit worden. Mit jeder Volumeneinheit die als Ultrafiltrat abfließt und durch Substituat ersetzt wird, wird eine gleiche Volumeneinheit des verbleibenden Plasmawassers virtuell von ihren harnpflichtigen Substanzen befreit. Bei einer Hämofiltration entspricht die Therapiedosis also dem Filtratfluss Q_F.

▸ Hämofiltration: Therapiedosis = Filtratfluss Q_F

Im Gegensatz zum Entzug, der je nach aktuellem Volumenstatus des Patienten in weiten Grenzen variieren kann, gingen aus mehreren unabhängigen klinischen Studien klar umschriebene Empfehlungen zur Höhe der Therapiedosis hervor:

Eine erste randomisierte Studie aus dem Jahr 2000 konnte zeigen, dass Intensivpatienten eine niedrigere Überlebensrate hatten, wenn die Nierenersatztherapie mit niedrigeren Therapiedosen erfolgte [1]. Dies ist nicht weiter verwunderlich, da eliminationspflichtige Substanzen bei niedrigen Therapiedosen auch nur in geringem Ausmaß aus dem Blut entfernt werden. Interessanterweise hatten Dosissteigerungen über 35 ml/kg/h hinaus in dieser Untersuchung jedoch keinen positiven Effekt mehr auf das Outcome; der positive Effekt höherer Therapiedosen hat daher offensichtlich eine Sättigungscharakteristik. Zwei weitere groß angelegte randomisierte Studien kamen zu dem gleichen Ergebnis, dass Steigerungen der Therapiedosis ab einem gewissen Punkt keine Verbesserung des Outcomes mehr bewirken [2, 3]. Aufgrund dieser sehr homogenen Datenlage wird empfohlen, als Therapiedosis bei allen kontinuierlichen Nierenersatzverfahren einen Wert zwischen 20 und 30 ml/kg/h festzulegen.

▸ Therapiedosis bei allen kontinuierlichen Nierenersatzverfahren: 20–30 ml/kg/h

Für einen normalgewichtigen Patienten ergibt sich hieraus bei einer CVVH eine Filtrationsleistung von etwa 2000 ml/h oder 33 ml/min. Dies entspricht zwar nur etwa einem Drittel bis einem Viertel der normalen glomerulären Filtrationsleistung der Niere. Durch die hohe Funktionsreserve der Niere werden ausscheidungspflichtige Substanzen jedoch auch dann noch in ausreichendem Umfang eliminiert, wenn die biologische Nierenfunktion auf vergleichbare Werte (GFR um 30 ml/h) zurückgegangen ist.

Die Unabhängigkeit der Größen „Therapiedosis" und „Entzug" kann an zwei Beispielen verdeutlicht werden:

- Q_F = 4000 ml/h, Q_S = 4000 ml/h: Hohe Therapiedosis (4000 ml/h), kein Entzug (0 ml/h)
- Q_F = 1000 ml/h, Q_S = 600 ml/h: Niedrige Therapiedosis (1000 ml/h), hoher Entzug (400 ml/h)

3.4 Und welcher Blutfluss Q_B?

Während der Filtrat- und Substituatfluss die therapeutischen Parameter Entzug und Therapiedosis bei einer Hämofiltration bestimmen, hat der Blutfluss Q_B keinen unmittelbaren Einfluss auf diese Behandlungskenngrößen. Die Höhe des gewählten Blutflusses Q_B spielt jedoch insbesondere bei Filtrationsverfahren trotzdem eine wichtige Rolle.

Bedingt durch den Ausstrom von Ultrafiltrat steigen der Hämatokrit und die Konzentration an Plasmaproteinen und Gerinnungsfaktoren während der Passage durch die Filterkapillaren kontinuierlich an. Die Folgen dieser „Eindickung" des Blutes sind in Abb. 3.2 zu erkennen: Der steigende Hämatokrit führt zu einer Zunahme der Viskosität des Blutes, in Verbindung mit der erhöhten Konzentration an Gerinnungsfaktoren kann es zu vermehrten Clotting-Prozessen in den Filterkapillaren kommen. Wenn ein kritischer Teil der Filterkapillaren durch Clotting ver-

3.4 Und welcher Blutfluss Q_B?

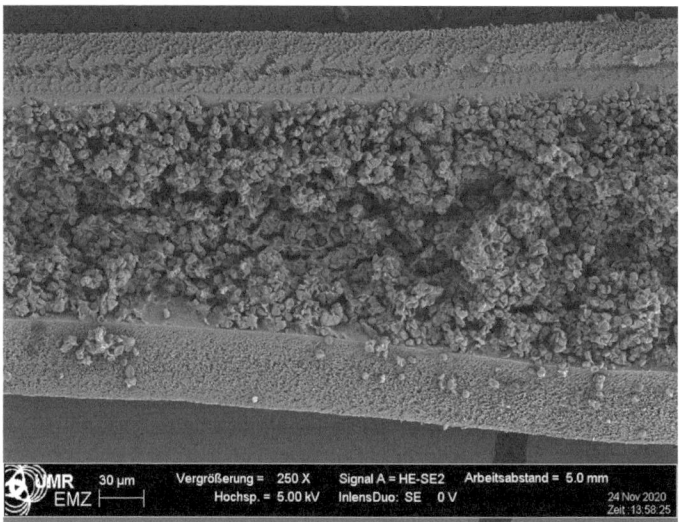

Abb. 3.2 Längsschnitt durch eine Mikrokapillare mit Clotting-Phänomenen, Vergrößerung 250 x. Quelle: Elektronenmikroskopisches Zentrum der Universitätsmedizin Rostock

schlossen ist, muss die Nierenersatztherapie vor dem Ablauf der maximal zulässigen Behandlungsdauer (i. d. R. 72 h) abgebrochen werden, d. h. die sogenannte „Filterstandzeit" verkürzt sich. Ein vorzeitiger Abbruch der Nierenersatztherapie hat jedoch nicht nur therapeutische Konsequenzen; der erneute Aufbau eines Nierenersatzgerätes beansprucht auch personelle und materielle Ressourcen. Das Ausmaß der Konzentration des Blutes während seiner Passage durch die Filterkapillaren spielt vor diesem Hintergrund also eine wichtige Rolle.

Die Konzentration des Blutes ist umso ausgeprägter, je größer die Menge der abfiltrierten Flüssigkeit (Q_F) im Verhältnis zum passierenden Blutvolumen (Q_B) ist. Der prozentuale Anteil der Flüssigkeit, die dem Blut in Form von Filtrat entzogen wird, wird auch „Filtrationsfraktion" genannt.

▶ Filtrationsfraktion (in %) = (Filtratfluss Q_F : Blutfluss Q_B) * 100

Um eine übermäßige Eindickung des Blutes mit den beschriebenen negativen Auswirkungen zu verhindern, sollte dem Blut in den Filterkapillaren nicht mehr als 20 % seines Volumens durch Ultrafiltration entzogen werden; die Filtrationsfraktion sollte also maximal 20 % betragen.

▶ Filtrationsfraktion: Maximal 20 %

Ein definierter Filtratfluss Q_F (= Therapiedosis!) erfordert also stets einen mindestens fünf mal so hohen Blutfluss; bei einem Filtratfluss Q_F von 2000 ml/h muss der Blutfluss Q_B also mindestens 10.000 ml/h bzw. ca. 165 ml/min betragen (Achtung: Im Gegensatz zu Fitrat- und Substituatflüssen wird der Blutfluss eines Nierenersatzverfahrens in Millilitern pro *Minute* angegeben!).

▶ Hämofiltration: Blutfluss Q_B = mindestens 5 × Filtratfluss Q_F!

In der Praxis ist der Blutfluss jedoch nicht beliebig steigerbar, da auch großlumige venöse Gefäßzugänge einen physikalischen Strömungswiderstand aufweisen. Diese Strömungswiderstände haben zur Folge, dass bei der Blutentnahme und -rückgabe in den beiden Schenkeln des Katheters Unter- und Überdrücke entstehen, die wiederum proportional zum Blutfluss sind (Druck = Fluss × Widerstand). Insbesondere der Unterdruck in dem vom Patienten wegführenden („arteriellen") Schenkel des Katheters führt zur Hämolyse der Erythrozyten und sollte deshalb so niedrig wie möglich gehalten werden. Da der Blutfluss aus den genannten Gründen in bestimmten Situationen limitiert werden muss, ergeben sich bei der Hämofiltration daraus auch Obergrenzen für den Filtratfluss Q_F und damit auch für die Therapiedosis.

3.5 Prädilution: Kompromiss zwischen Filterstandzeit und Entgiftungsleistung

Hohe Hämatokrit-Werte in den Filterkapillaren und die geschilderten Folgen daraus können bei Bedarf mit einer einfachen Modifikation der veno-venösen Hämofiltration effektiv vermieden werden, die in Abb. 3.3 dargestellt ist: Wird das Substituat dem Blut nicht nach der Filterpassage zugegeben, sondern bereits vor dem Hämofilter, kommt es durch die „Aufschwemmung" des Blutes zu einem erheblichen Abfall des Hämatokrits. Da dieser diluierende Effekt der zugegebenen Substituatlösung vor der Filterpassage auftritt, wird diese Variante als „Prädilution"

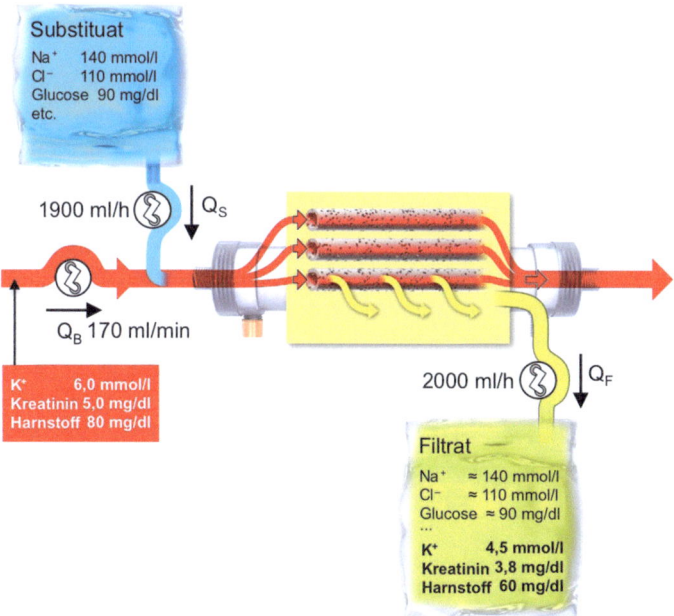

Abb. 3.3 Kontinuierliche veno-venöse Hämofiltration (CVVH) im Prädilutions-Modus mit typischen Flussraten für Blut, Filtrat und Substituat. Durch die Prädilution sind die Konzentrationen der zu eliminierenden Substanzen im Filtrat leicht niedriger als im Blutplasma

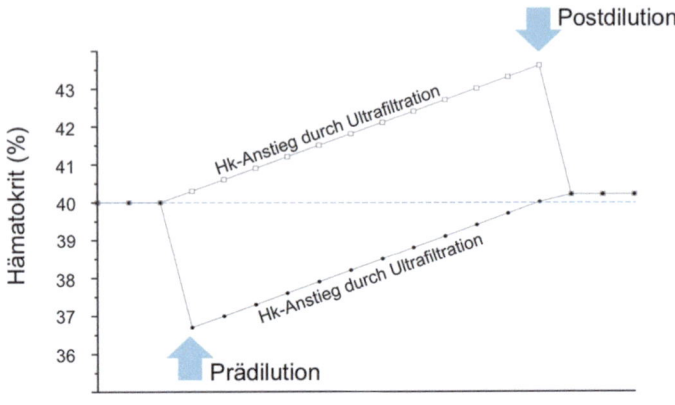

Abb. 3.4 Hämatokrit-Verlauf in den Kapillaren bei einer Hämofiltration im Prä- und Postdilutionsmodus. (Eigene Darstellung)

bezeichnet – im Gegensatz zur bereits beschriebenen „Postdilution", bei der das Substituat dem Blut erst nach der Filterpassage zugegeben wird.

In Abb. 3.4 ist der Verlauf des Hämatokritwertes während der Blutpassage durch die Filterkapillaren qualitativ skizziert: Bei einer Prädilution liegt der Hämatokrit nahezu kontinuierlich unter dem Ausgangswert, während er bei Postdilution kontinuierlich höher ist als der Ausgangswert und erst nach der Kapillarpassage des Blutes durch die Zugabe des Substituats abfällt. (Nebenbefundlich ist zu erkennen, dass der Hämatokrit bei beiden Verfahren am Ende der Filterpassage geringfügig über dem Ausgangswert liegt. Dies ist die Folge eines Netto-Entzuges ($Q_S < Q_F$), der in den meisten Fällen mit einem Nierenersatzverfahren realisiert werden soll).

In der klinischen Praxis kann die Variante der Prädilution aufgrund der deutlich verbesserten Rheologie des Blutes in den Filterkapillaren tatsächlich Clotting-Prozessen entgegenwirken und dadurch längere Filterstandzeiten ermöglichen. Die Tatsache, dass kontinuierliche Hämofiltrationsverfahren nicht grundsätzlich im Prädilutionsmodus betrieben werden, lässt jedoch erahnen, dass die Prädilution auch mit einem Nachteil behaftet sein muss.

3.5 Prädilution: Kompromiss zwischen Filterstandzeit und…

Dieser besteht darin, dass die verbesserte Rheologie in den Filterkapillaren für den Preis einer leicht verminderten Effektivität (d. h. einer verminderten Therapiedosis) des Verfahrens erkauft wird. Betrachten wir Entzug und Therapiedosis für eine Hämofiltration mit Prädilution:

Auch bei Anwendung einer Prädilution gilt die Überlegung, dass dem System gleichzeitig Flüssigkeit entzogen (Q_F) und zugeführt (Q_S) wird. Der Netto-Flüssigkeitsentzug berechnet sich deshalb genau wie bei der einer CVVH mit Postdilution aus der Differenz zwischen Filtrat- und Substituatfluss:

▶ Hämofiltration mit Prädilution: Entzug = $Q_F - Q_S$

Da sich Blut und Substitutionslösung jedoch bereits *vor* dem Hämofilter vermischen, besteht das Ultrafiltrat nicht mehr ausschließlich aus filtrierter Plasmaflüssigkeit, sondern es enthält auch mehr oder weniger große Anteile der vorher zugeführten Substitutionslösung. Die Vermischung von Plasmaflüssigkeit und Substituat vor dem Filter hat zur Folge, dass die Konzentrationen der Solute im Filtrat niedriger sind als im Blutplasma (wie in Abb. 3.3 zu erkennen ist). Ein Filtrationsfluss Q_F von z. B. 2000 ml/h entfernt also weniger als 2000 ml/h Plasmaflüssigkeit und darin gelöste Solute.

▶ Hämofiltration mit Prädilution: Effektive Therapiedosis ist kleiner als Q_F!

Das Verhältnis, in dem sich das Ultrafiltrat aus Plasmaflüssigkeit und Substitutionslösung zusammensetzt, entspricht dem Verhältnis der Flussraten von Plasmaflüssigkeit und Substituat, da diese beiden Flüssigkeiten gemeinsam in den Filter einmünden. Der Substituatfluss kann hierbei näherungsweise mit dem Filtratfluss gleichgesetzt werden (die kleine Differenz zwischen Filtrat- und Substituatfluss zum Erreichen eines Entzuges ist vernachlässigbar), und der Blutfluss soll wiederum das 5-fache des Filtratflusses betragen. Das Verhältnis von Blutfluss zu Substituatfluss liegt bei einer Hämofitration mit Prädilution daher bei etwa 5:1, d. h. 5 Teile Blut vermischen sich mit 1 Teil Substitutionslösung.

Bei einem Hämatokrit von 40 % setzten sich die 5 Teile Blut aus 2 Teilen Zellen und 3 Teilen Plasma zusammen; das Ultrafiltrat besteht somit aus 3 Teilen Plasma und 1 Teil Substitutionslösung. Unter den genannten Standardbedingungen beträgt die effektive Therapiedosis einer Hämofiltration mit Prädilution also etwa 75 % des eingestellten Filtratflusses, diese Faustregel ist für den klinischen Alltag meistens ausreichend. Für mathematisch interessierte Leser und zur exakten Berechnung der effektiven Therapiedosis in Abhängigkeit von Blutfluss, Substituatfluss und Hämatokrit seien die genauen Zusammenhänge im Folgenden dargestellt:

$$\boxed{\textit{Effektive Therapiedosis} = \textit{Filtratfluss}^* \frac{\textit{Plasmafluss}}{\textit{Plasmafluss} + \textit{Substituatfluss}}}$$

Der Plasmafluss errechnet sich aus dem Blutfluss Q_B und dem Hämatokrit, wobei die Division durch 100 den Hämatokrit von einem Prozentwert in eine Fraktion zwischen 0 und 1 umformt, und die Multiplikation mit 60 den Plasmafluss in ml/h umrechnet:

$$\boxed{\textit{Plasmafluss} = \textit{Blutfluss} * \left(1 - \frac{Hk}{100}\right) * 60}$$

(Plasmafluss in ml/h, Blutfluss in ml/min, Hk in %)
Beide Formeln zusammengesetzt ergeben:

$$\boxed{\textit{Effektive Therapiedosis} = \textit{Filtratfluss} * \frac{\textit{Blutfluss}^* \left(1 - \frac{Hk}{100}\right) * 60}{\textit{Blutfluss}^* \left(1 - \frac{Hk}{100}\right) * 60 + \textit{Substituatfluss}}}$$

(Blutfluss in ml/min, Filtratfluss und Substituatfluss in ml/h, Hk in %)

Je höher also bei der Prädilution der Substituatfluss Q_S im Verhältnis zum Blutfluss Q_B ist, um so ausgeprägter ist zwar der diluierende Effekt der Prädilution (d. h. bessere Fließeigenschaften des Blutes in den Kapillaren). Gleichzeitig verschiebt ein hoher Substituatfluss Q_S aber auch die Zusammensetzung des Filtrats in Richtung eines niedrigeren Anteils der Plasmaflüssigkeit, d. h. die effektive Therapiedosis nimmt ab. Für die klinische Anwendung bedeutet dies, dass bei Hämofiltration im Prädilutions-Modus immer ein geeigneter Kompromiss zwischen einer möglichst guten Rheologie in den Filterkapillaren und möglichst niedrigen Verlusten bei der Therapiedosis gefunden werden muss. Blutfluss Q_B und Substituatfluss Q_F müssen daher als bestimmende Parameter bei Prädilutionsverfahren optimal an die individuellen medizinischen Prioritäten (Filterstandzeit vs. Effektivität der Therapie) bei der Behandlung des jeweiligen Patienten angepasst werden.

3.6 Zusammenfassung kontinuierliche veno-venöse Hämofiltration (CVVH)

- Bei der Hämofiltration werden im Blut gelöste Solute dadurch eliminiert, dass Plasmaflüssigkeit physikalisch abgepresst wird. Alle Moleküle, die deutlich kleiner sind als der Cut-off-Wert der Membran, werden unabhängig von ihrer Größe in gleichem Umfang eliminiert.
- Da die Plasmakonzentration der allermeisten zu eliminierenden Substanzen sehr niedrig ist, müssen sehr große Mengen an Plasmaflüssigkeit abfiltriert werden, um eine quantitativ ausreichende Elimination der gelösten Substanzen zu erreichen. Um exzessive Flüssigkeitsverluste zu vermeiden, ist die kontinuierliche Zugabe einer Substitutionslösung erforderlich, die entweder vor dem Hämofilter (Prädilution) oder nach dem Hämofilter (Postdilution) erfolgt.
- Die „Reinigung" des Blutes erfolgt durch die Abfiltration von Plasmaflüssigkeit und den Ersatz durch ein entsprechende Menge Substitutionslösung. Bei Postdilution entspricht die Therapiedosis daher dem Filtratfluss Q_F, bei Prädilution beträgt die Therapiedosis ca. 75 % des Filtratflusses.
- Der Netto-Entzug ist die Differenz zwischen abgelaufenem Ultrafiltrat und zugelaufenem Substituat ($Q_F - Q_S$).
- Um eine zu starke Hämokonzentration in den Filterkapillaren zu vermeiden, sollte der Blutfluss Q_B im Postdilutions-Modus mindestens das 5-fache des Filtratflusses Q_F (= Therapiedosis!) betragen. Strömungshindernisse im Bereich der Gefäßzugänge können dadurch die maximal realisierbare Therapiedosis limitieren!

Literatur

1. Ronco C, Bellomo R, Homel P (2000) Effects of different doses in continuous veno-venous haemofiltration on outcomes of acute renal failure: a prospective randomised trial. Lancet 356:26–30
2. VA/NIH Acute Renal Failure Trial Network, Palevsky P, Zhang J, O'Connor T, Chertow G, Crowley S, Choudhury D (2008) Intensity of renal support in critically ill patients with acute kidney injury. N Engl J Med 359:7–20
3. RENAL Replacement Therapy Study Investigators, Bellomo R, Cass A, Cole L, Finfer S, Gallagher M, Lo S (2009) Intensity of continuous renal-replacement therapy in critically ill patients. N Engl J Med 361:1627–1638

've# Dialyse: Austausch ohne Strömung

4.1 Diffusion als Grundprinzip

Nach diesem ausführlichen Exkurs in die Welt der kontinuierlichen Nierenersatzverfahren auf Basis einer Hämofiltration kehren wir noch einmal zur Geburtsstunde der ersten industriell gefertigten, sterilen und pyogenfreien Hohlfasermembranen zurück. Die Möglichkeit, Blut durch Abfiltrieren von Plasmaflüssigkeit zu reinigen, war zur damaligen Zeit ein neuartiger Therapieansatz, der (wie beschrieben) durch einige technische Innovationen verfeinert und weiterentwickelt wurde. Die Hohlfasermembranen erlaubten es jedoch auch, das Blut nicht mittels Filtration, sondern durch diffusiven Stoffaustausch zu reinigen und somit den Prozess anzuwenden, der sich bereits seit den 1950er-Jahren als „Dialyse" klinisch bewährt hatte: Anstatt Plasmaflüssigkeit in das extrakapilläre Kompartiment der Filterkartusche abzupressen und dadurch Flüssigkeit und harnpflichtige Substanzen zu eliminieren, wird dieser Raum mit einer Dialysat-Flüssigkeit gefüllt. Diese Flüssigkeit umspült die blutdurchflossenen Mikrokapillaren, sodass harnpflichtige Substanzen durch Diffusion aus dem Blut in das Dialysat übertreten, ohne dass hierfür ein Flüssigkeitsausstrom erforderlich ist.

Da das Dialysat-Volumen innerhalb der Filterkartusche sehr klein ist (nur einige 100 Milliliter), wäre diese kleine Dialysatmenge bereits nach kürzester Zeit mit den aus dem Blut diffundierenden Substanzen gesättigt, wodurch jede weitere Diffusion zum Erliegen kommen würde. Aus diesem Grund wurde der Extrakapillärraum

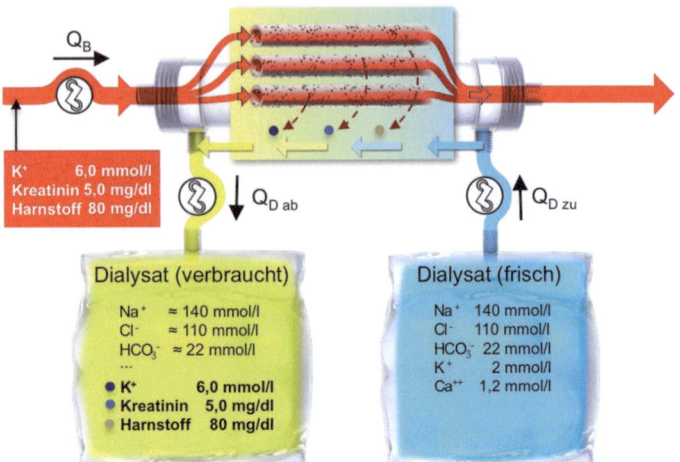

Abb. 4.1 Schematischer Aufbau einer kontinuierlichen veno-venösen Hämodialyse (CVVHD). Eliminationspflichtige Substanzen weisen im abfließenden („verbrauchten") Dialysat die gleichen Konzentrationen auf wie im Blutplasma

der Filterkartuschen mit einem zweiten Anschluss versehen, sodass ständig frisches Dialysat in die Kartusche gefördert werden kann, während die gleiche Menge an „verbrauchtem" (d. h. mit aufzunehmenden Substanzen aufgesättigtem) Dialysat auf der anderen Seite abfließt. Abb. 4.1 zeigt den schematischen Aufbau einer kontinuierlichen veno-venösen Hämodialyse (CVVHD):

Es ist zu erkennen, dass nicht nur der Zufluss des Dialysates ($Q_{D\,zu}$), sondern auch sein Abfluss ($Q_{D\,ab}$) über eine separate Rollerpumpe kontrolliert wird. Dies ist zwingend erforderlich, da der Blutfluss auch bei einer Dialyse einen hohen hydrostatischen Druck im Inneren der Filterkapillaren erzeugt. Im Falle eines „freien" Abflusses würde dieser Druck dazu führen, dass unkontrollierte Mengen an Plasmaflüssigkeit aus den Kapillaren abströmen (analog zum allerersten, pumpenlosen Aufbau der Hämofiltration in Abb. 2.1). Wenn beide Dialysatpumpen jedoch mit der gleichen Förderrate arbeiten, halten sich Zu- und Abfluss von Dialysat exakt die Waage, sodass keine Plasmaflüssigkeit aus den Hohlfasern in den extrakapillären Raum abfließen kann.

Dieser grundsätzliche technische Aufbau einer kontinuierlichen Hämodialyse mit einem Hohlfasermembran-Filter, einer Blutpumpe, einer zuführenden und einer abführenden Dialysatpumpe ist über die Jahrzehnte unverändert geblieben und noch heute aktuell. Für die Austauschprozesse zwischen Blut und Dialysat (d. h. dem zentralen Vorgang bei der Reinigung des Blutes) sind zwei Details von Bedeutung.

4.1.1 Selektive Diffusion

Neben den wenigen harnpflichtigen Substanzen enthält Blut auch viele gelöste Substanzen, die *nicht* durch die Dialyse entfernt werden sollen (z. B. Natrium, Calcium, Glukose, Bikarbonat etc.). Dem Dialysat werden daher die wichtigsten dieser Substanzen in physiologischen Konzentrationen zugesetzt, sodass keine relevanten Konzentrationsunterschiede mehr zwischen Blut und Dialysat bestehen und folglich auch keine nennenswerte Elimination dieser Substanzen aus dem Blut stattfindet. Die Zusammensetzung des Dialysats bestimmt also, welche Substanzen aus dem Blut in das Dialysat diffundieren und welche nicht.

Eine Sonderstellung nimmt das Kalium-Ion ein: Obwohl Kalium zweifelsfrei zu den Substanzen zählt, die aus dem Blut eliminiert werden sollen, sind die meisten Dialysatlösungen nicht Kalium-frei, sondern enthalten Kalium in subphysiologischen Konzentrationen (z. B. 2 mmol/l). Dieser Kaliumgehalt im Dialysat verringert zwar den Konzentrationsgradienten zwischen Blut und Dialysat und reduziert somit auch das Ausmaß der Kaliumdiffusion. Durch den Kalium-Zusatz im Dialysat wird jedoch zuverlässig verhindert, dass das Kalium im Blut auf Werte unter 2 mmol/l abfallen kann (d. h. eine lebensbedrohliche Hypokaliämie entsteht), was bei Kalium-freiem Dialysat grundsätzlich möglich wäre. Für die Behandlung von schweren Hyperkaliämien steht jedoch auch Kalium-freies Dialysat zur Verfügung, bei dessen Verwendung ein maximaler Konzentrationsgradient zwischen Blut und Dialysat die größtmögliche Kalium-Diffusion bewirkt. Aus den genannten Gründen ist hier eine engmaschige Überwachung des Serum-Kaliums jedoch zwingend erforderlich.

Neben dem Kalium-Gehalt können sich Dialysat-Lösungen auch hinsichtlich der Konzentration an ionisiertem Calcium (Ca^{++}) unterscheiden: Während das Dialysat normalerweise Ca^{++} in physiologischen Konzentrationen enthält um einen Abstrom von Ca^{++} aus dem Blut zu verhindern, muss bei der Anwendung einer Zitrat-Antikoagulation Ca^{++}-freies Dialysat verwendet werden. Die Notwendigkeit dieser speziellen Zusammensetzung des Dialysats wird im Abschn. 6.2 (Funktionsweise der Zitratantikoagulation) erklärt.

Auch wenn dem Dialysat eine Reihe von Substanzen zugesetzt wird, um deren Elimination aus dem Blut zu verhindern, enthält das Plasma hunderte von weiteren Substanzen (wie z. B. Aminosäuren, Vitamine, Spurenelemente etc.), die dem Dialysat alleine schon aus Kostengründen nicht zugesetzt werden können. Die Konzentrationen dieser Substanzen im Plasma sind zwar nur sehr niedrig, je nach ihrer Wasserlöslichkeit können sie aber frei in das Dialysat diffundieren. Bei einer Hämodialyse sollte also stets bedacht werden, dass nicht nur harnpflichtige Substanzen eliminiert werden, sondern in geringem Maße auch physiologische Inhaltsstoffe des Blutplasmas.

4.1.2 Kontinuierliche Diffusion im Gegenstromprinzip

Wie in Abb. 4.1 zu erkennen ist, strömen die abgebende Flüssigkeit (= Blut) und die aufnehmende Flüssigkeit (= Dialysat) bei der Dialyse in entgegengesetzte Richtungen: Das Blut fließt von links nach rechts, während das frische Dialysat über den rechten Anschluss in die Kartusche eintritt, und diese als „verbrauchtes" (d. h. Schadstoff-beladenes) Dialysat über den linken Anschluss verlässt. Das hier realisierte Gegenstromprinzip ermöglicht einen besonders effektiven Austausch von gelösten Substanzen. In Abb. 4.2 sind die Austauschvorgänge im Gleich- und Gegenstrom einander gegenübergestellt.

Im Gleichstromverfahren strömen abgebende und aufnehmende Flüssigkeit parallel nebeneinander her. Die Konzentration der gelösten Substanzen nimmt in der aufnehmenden Flüs-

4.1 Diffusion als Grundprinzip

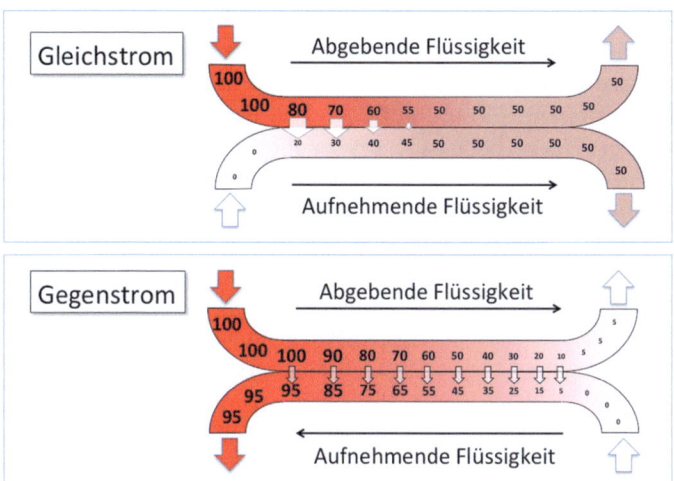

Abb. 4.2 Austauschvorgänge im Gleich- und Gegenstromverfahren. Im Gleichstromverfahren verbleibt etwa die Hälfte der auszutauschenden Substanzen in der abgebenden Flüssigkeit, im Gegenstromverfahren findet dagegen ein nahezu vollständiger Substanzaustausch zwischen abgebender und aufnehmender Flüssigkeit statt

sigkeit zu und in der abgebenden Flüssigkeit ab. Hierdurch gleichen sich die Konzentrationen in beiden Flüssigkeiten rasch an und treffen sich etwa in der „Mitte", ab diesem Punkt findet kein weiterer Substanzaustausch mehr statt. Die aufnehmende Flüssigkeit übernimmt nur die Hälfte der gelösten Stoffe, die andere Hälfte verbleibt in der abgebenden Flüssigkeit.

Im Gegenstromverfahren strömen die beiden Flüssigkeiten nicht parallel nebeneinander her, sondern in entgegengesetzter Richtung aneinander vorbei. Wie auch beim Gleichstromverfahren, nimmt die Konzentration der auszutauschenden Substanzen in der aufnehmenden Flüssigkeit auch beim Gegenstromverfahren kontinuierlich zu. Da sich die aufnehmende Flüssigkeit aber in Richtung „frischer" abgebender Flüssigkeit bewegt, steht ihr ständig abgebende Flüssigkeit gegenüber, die die auszutauschenden Substanzen ebenfalls in steigenden Konzentrationen enthält. Hierdurch besteht während des gesamten Kontaktes ein stabiler Konzentrationsgradient zwischen den beiden Flüssigkeiten, sodass ein kontinuierlicher Stoffaustausch stattfindet. Durch die stets neu einfließende abgebende Flüssigkeit kann sich die aufnehmende Flüssigkeit so weit aufsättigen, dass die Konzentration gelöster Stoffe am Ende des Austauschprozesses nahezu genauso hoch ist wie in der abgebenden Flüssigkeit.

Im Hämofilter ist das Blut die abgebende Flüssigkeit und das Dialysat die aufnehmende Flüssigkeit. Am Ende des Austauschprozesses sollten alle eliminationspflichtigen Substanzen im Dialysat nahezu die gleichen Konzentrationen wie in der Plasmaflüssigkeit haben. Voraussetzung für diese vollständige Aufsättigung des Dialysates mit eliminationspflichtigen Substanzen ist, dass vom Blut eine höhere Menge an eliminationspflichtigen Substanzen „angeliefert" wird, als vom Dialysat abtransportiert werden kann. Die auszutauschenden Substanzen sind jedoch ausschließlich im Blut*plasma* gelöst, und mit dem im klinischen Alltag häufig verwendeten Begriff „Blutkonzentration" sind tatsächlich die Konzentrationen im Plasma gemeint. Um das Dialysat vollständig mit auszutauschenden Substanzen aufzusättigen, muss der Zufluss an *Plasma* pro Zeiteinheit also höher sein als der Abfluss des Dialysats. Damit diese Voraussetzung auch noch bei höheren Hämatokrit-Werten gegeben ist (= niedriger Anteil an Plasma!) gilt als Faustregel, dass der Blutfluss 2–3-mal so hoch gewählt wird wie der Dialysatfluss. Hierdurch wird sichergestellt, dass die Konzentrationen eliminationspflichtiger Substanzen im Dialysat am Ende der Gegenstrom-Passage nahezu gleich hoch sind wie in der Plasmaflüssigkeit.

▶ Ist der Blutfluss ausreichend hoch (d. h. Plasmazufluss > Dialysatabfluss), sind die Konzentrationen auszutauschender Stoffe im abfließenden Dialysat ebenso hoch wie in der Plasmaflüssigkeit.

4.2 Therapiedosis einer Hämodialyse

Da die Konzentrationen der zu eliminierenden Substanzen (z. B. Kreatinin, Harnstoff, Kalium) im abströmenden Dialysat gleich hoch sind wie im Plasmawasser, enthält jeder Liter abströmenden Dialysates die gleiche Menge an Schadstoffen, die vorher in einem Liter Plasmawasser gelöst war. Jeder Liter abströmendes Dialysat hat daher einen Liter Plasmaflüssigkeit von seinen Schadstoffen befreit. Die Therapiedosis einer Hämodialyse entspricht daher dem Dialysat-Abfluss. Ebenso wie bei der Hämofiltration sollte die Therapiedosis auch bei der Hämodialyse in einem Bereich von 20–30 ml/kg/h liegen.

▶ Hämodialyse: Therapiedosis = Dialysat-Abflussrate $Q_{D\,ab}$

4.3 Entzug

Für die Elimination von harnpflichtigen Stoffen ist bei der Dialyse kein Flüssigkeitsausstrom erforderlich, da diese Substanzen ausschließlich in Folge eines Konzentrationsgradienten aus dem Blut in das Dialysat diffundieren. In den meisten Fällen sollen mit einem Nierenersatzverfahren jedoch nicht nur gelöste Substanzen im Sinne einer Therapiedosis eliminiert, sondern auch einen Netto-Entzug von Flüssigkeit generiert werden. Auch bei Dialyseverfahren kann ein Flüssigkeitsentzug mit einer sehr einfachen Maßnahme realisiert werden, die in Abb. 4.3 dargestellt ist.

Bei den bisherigen Betrachtungen wurden die Pumpen für den Zu- und Abfluss des Dialysates mit gleichen Förderraten betrieben. Wird die Pumpe für den Dialysat-Zufluss jedoch mit einer niedrigeren Förderrate betrieben als die Pumpe für den Dialysat-Abfluss, muss die Abfluss-Pumpe diese Lücke dadurch schließen, dass sie die fehlende Flüssigkeitsmenge dem Blut in Form von Plasmaflüssigkeit (mit allen darin gelösten Soluten) durch die Poren der Hohlfasermembran hindurch entzieht. Die Flussraten in Abb. 4.3 verdeutlichen Therapiedosis und Entzug.

Die abfließende Dialysat-Pumpe fördert 2000 ml/h, die zufließende Dialysat-Pumpe führt jedoch nur 1900 ml/h Dialysat zu. Die Differenz, d. h. 100 ml/h, werden aus dem Blut abfiltriert und sind somit der Netto-Entzug.

▶ Kontinuierliche Hämodialyse: Entzug = Differenz der Förderraten von ab- und zuführender Dialysatpumpe ($Q_{D\,ab} - Q_{D\,zu}$)

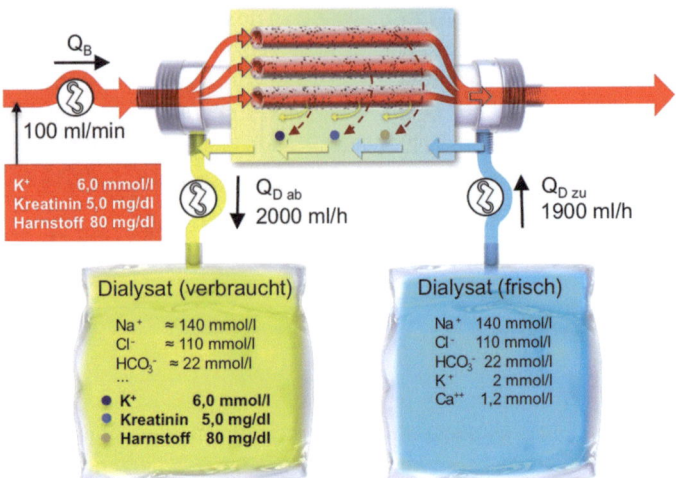

Abb. 4.3 Typische Flussraten einer kontinuierlichen veno-venösen Hämodialyse mit Entzug

Dieser Vorgang ist zwar eine Ultrafiltration, über den – ebenso wie bei einer Hämofiltration – alle löslichen Blutbestandteile eliminiert werden. Der Größenvergleich zwischen typischen Werten für den Dialysatfluss (= Therapiedosis, also ca. 2000 ml/h) und den Entzug (z. B. 100 ml/h) verdeutlicht jedoch, dass die abfließende Flüssigkeit zum größten Teil aus Schadstoff-gesättigtem Dialysat und nur zu einem geringen Teil aus abfiltrierter Plasmaflüssigkeit besteht. Eine Hämodialyse mit Entzug durch Filtration stellt daher noch keine Hämodiafiltration dar. Diese Sonderform der Nierenersatztherapie, bei der die Dialyse mit einer hochwirksamen Ultrafiltrationskomponente kombiniert wird, wird in Kap. 5 behandelt.

Unabhängig davon, in welchem Verhältnis sich die abfließende Flüssigkeit aus Dialysat und Ultrafiltrat zusammensetzt, gilt: Sowohl das aufgesättigte Dialysat als auch das entzogene Ultrafiltrat enthalten die zu eliminierenden Substanzen in den gleichen Konzentrationen wie die Plasmaflüssigkeit. Mit jedem Liter abfließender Flüssigkeit wird ein Liter Blut von seinen Schadstoffen befreit. Daher gilt auch bei einer kontinuierlichen Hämodialyse mit Flüssigkeitsentzug, dass die Therapiedosis der Laufrate der abfließenden Dialysatpumpe entspricht.

4.4 Einfluss der Molekülgröße auf den Diffusionsprozess

Wie bereits Thomas Graham erkannte, hängt das Ausmaß der Diffusion einer Substanz von einem Kompartiment in ein anderes von den Konzentrationen dieser Substanz in beiden Kompartimenten ab (d. h. der Masse gelöster Teilchen pro Volumen, z. B. in mg/dl). Das Diffusionsverhalten von gelösten Substanzen wird aber nicht nur von der Masse der gelösten Substanz pro Volumen bestimmt, sondern auch von der Anzahl gelöster Teilchen pro Volumen. Ein Gramm gelöster kleiner Moleküle (z. B. Kalium) hat also ein wesentlich höheres Diffusionsbestreben als ein Gramm großer Moleküle (z. B. Myoglobin). Darüber hinaus hängt es ebenfalls von der Molekülgröße ab wie hoch der Widerstand ist, den ein Molekül bei der Bewegung durch eine Flüssigkeit überwinden muss: Kleine Moleküle können sich sehr viel einfacher durch eine Flüssigkeit bewegen als große Moleküle.

Aus diesen beiden Gründen leitet sich die allgemeine Tatsache ab, dass kleinmolekulare Substanzen wie Kalium, Harnstoff und Kreatinin bei einer Hämodialyse besser vom Blut in das Dialysat diffundieren als große Moleküle wie z. B. Kreatinkinase (CK) oder Myoglobin, und deshalb auch effektiver eliminiert werden. Unabhängig von Unterschieden im Diffusionsverhalten legt jedoch auch die Porengröße der Membran fest, bis zu welcher Molekülgröße ein Übertritt in das Dialysat überhaupt möglich ist. Um die Elimination von großmolekularen Substanzen zu verbessern, stehen sogenannte „High-Cut-Off"-Filter zur Verfügung, die einen höheren Cut-off-Wert aufweisen als herkömmliche Dialysefilter. Ihre Verwendung geht jedoch mit dem Nachteil einer vermehrten Diffusion größerer physiologischer Moleküle wie z. B. Albumin oder Antikörper einher.

▶ Eine Hämodialyse eliminiert kleinmolekulare Substanzen besser als großmolekulare Substanzen. Zur verbesserten Elimination großmolekularer Substanzen stehen „High-Cut-Off"-Filter zur Verfügung.

4.5 Zusammenfassung kontinuierliche venovenöse Hämodialyse (CVVHD)

- Bei der Hämodialyse werden im Blut gelöste Stoffe dadurch eliminiert, dass sie aus dem Blut in eine Dialysat-Lösung diffundieren, von der die Filterkapillaren im Gegenstrom umspült werden. Diese Diffusion ist nicht an einen Ausstrom von Plasmaflüssigkeit aus den Filterkapillaren gebunden.
- Das zufließende Dialysat enthält die wichtigsten Stoffe, die *nicht* durch Dialyse aus dem Blut entfernt werden sollen (z. B. Natrium, Glukose etc.) in physiologischen Konzentrationen. Hierdurch wird die ungewollte Diffusion dieser Substanzen aus dem Blut in das Dialysat effektiv unterbunden.
- Kleine Moleküle (Kreatinin, Harnstoff, Kalium) diffundieren leichter in das Dialysat und werden daher besser eliminiert als große Moleküle wie z. B. Myoglobin oder Kreatinkinase (CK).
- Da sich die Konzentrationen der Substanzen im Dialysat während des Gegenstromkontaktes vollständig an die Konzentrationen in der Plasmaflüssigkeit angleichen, enthält jeder Liter abströmenden Dialysates die gleiche Menge an Soluten wie ein Liter Plasmaflüssigkeit. Die Therapiedosis entspricht damit der Abflussrate des Dialysats.
- Wird die Dialysat-Zuflusspumpe mit einer niedrigeren Förderrate betrieben als die Dialysat-Abflusspumpe, entsteht zusätzlich ein Ausstrom von Plasmaflüssigkeit aus den Filterkapillaren. Neben der diffusiven Entfernung von gelösten Teilchen (die an keinen Flüssigkeitsausstrom gebunden ist!) kann hierdurch auch ein Flüssigkeitsentzug realisiert werden.
- Die Anforderungen an den Blutfluss sind bei einer Hämodialyse niedriger als bei einer Hämofiltration; der Plasmafluss muss lediglich höher sein als der Dialysatfluss (= Therapiedosis). In der Praxis wird ein Verhältnis von Blut- zu Dialysatfluss von 2:1 bis 3:1 empfohlen.

Best of both worlds: Hämodiafiltration

5.1 Von der Hämodialyse mit Entzug zur Hämodiafiltration

Sowohl die Hämofiltration als auch die Hämodialyse haben ihre spezifischen Vor- und Nachteile: Die Hämofiltration eliminiert große Moleküle ebenso effektiv wie kleine Moleküle (vorausgesetzt sie können die Poren des Filters passieren), sie erfordert jedoch einen vergleichsweise hohen Blutfluss (Q_B = 5 × Therapiedosis). Die Hämodialyse kommt mit geringeren Blutflüssen aus (Q_B = 2–3 × Therapiedosis), große Moleküle werden jedoch schlechter eliminiert als kleine Moleküle. Um die Vorteile beider Modalitäten nutzen zu können, werden bei der Hämodiafiltration eine Hämofiltration und eine Hämodialyse miteinander kombiniert. Abb. 5.1 verdeutlicht die Funktionsweise.

Auch bei der Hämodiafiltration fließen Blut und Dialysat im Gegenstrom aneinander vorbei; Zu- und Abstrom des Dialysats werden wie bei der reinen Hämodialyse über zwei separate Pumpen ($Q_{D\,zu}$ und $Q_{D\,ab}$) gesteuert. Das zugeführte, frische Dialysat sättigt sich während des Gegenstrom-Kontaktes mit Schadstoffen auf und eliminiert diese so aus dem Blut. Dieser Teil entspricht einer „normalen" Hämodialyse.

Die „Lücke" zwischen Dialysat-Zufluss und -Abfluss ist bei der Hämodiafiltration jedoch so groß, dass der resultierende Flüssigkeitsausstrom aus den Kapillaren sehr viel höher ist als der eigentlich geplante Netto-Entzug: In Abb. 5.1 läuft die abführende

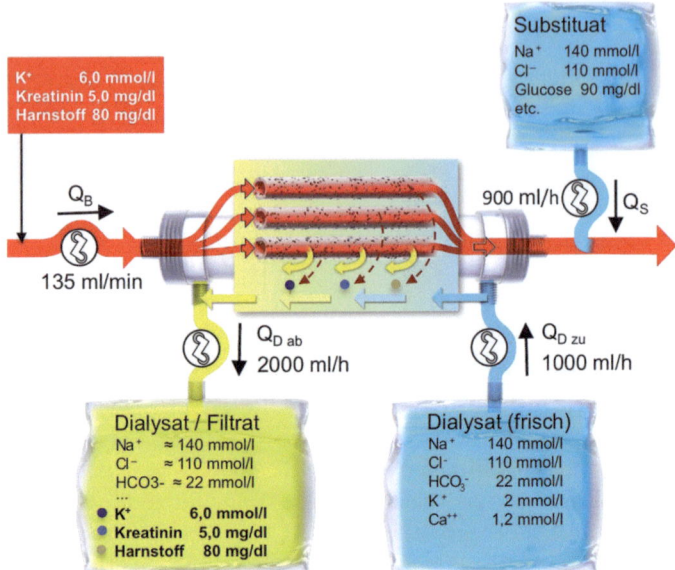

Abb. 5.1 Schematischer Aufbau einer kontinuierlichen veno-venösen Hämodiafiltration (CVVHDF) mit typischen Flussraten. Auch bei der Kombination aus Dialyse und Filtration sind die Konzentrationen eliminationspflichtiger Substanzen im Dialysat/Filtrat-Gemisch gleich wie im Blutplasma

Pumpe mit 2000 ml/h, die zuführende Pumpe jedoch nur mit 1000 ml/h, sodass aus dem Blut pro Stunde 1000 ml Plasmawasser abfiltriert werden – deutlich mehr als normalerweise für den reinen Flüssigkeitsentzug erforderlich wäre. Hierdurch wird das zentrale Konzept einer Hämo*filtration* realisiert: Durch einen sehr hohen Filtratfluss werden große Mengen an Soluten (und hier insbesondere großmolekulare Stoffe) über den Ausstrom von Plasmaflüssigkeit eliminiert. Da die hohen Filtrationsraten zwangsläufig zu erheblichen Verlusten an Wasser und mitfiltrierten physiologischen Substanzen (z. B. Glukose, Bikarbonat, Na⁺ etc.) führen, ist die Zugabe einer Substitutionslösung zwingend erforderlich. Ebenso wie bei einer reinen Hämofiltration geschieht dies bei der Hämodiafiltration über eine separate Pumpe, die den Substituatfluss **Q$_S$** generiert.

▶ Wenn mehr Flüssigkeit abfiltriert wird als für den reinen Entzug erforderlich wäre, wird aus einer Hämodialyse eine Hämodiafiltration. Charakterisierend für die Hämodiafiltration ist daher die Zugabe einer Substitutionslösung.

Die beiden Behandlungsparameter Therapiedosis und Entzug berechnen sich bei einer Hämodiafiltration wie folgt.

5.2 Therapiedosis

Die abfließende Flüssigkeit in Abb. 5.1 besteht aus zwei Komponenten: 1000 ml/h sind Dialysat, das während der Filterpassage durch Diffusion hauptsächlich mit kleinmolekularen Substanzen aufgesättigt wurde. Die anderen 1000 ml/h sind Filtrat, in dem alle gelösten Substanzen unterhalb des Cut-Off-Wertes (d. h. auch große Moleküle) in der gleichen Konzentration enthalten sind wie im Plasmawasser. Mit Ausnahme von großen Molekülen, die überwiegend im Filtrat vorzufinden sind, enthalten beide Komponenten die zu eliminierenden Solute in der gleichen Konzentration wie das Plasmawasser. Unabhängig von dem Verhältnis, in dem sich die abfließende Flüssigkeit aus Dialysat und Filtrat zusammensetzt, hat jeder Liter des abfließenden Dialysat/Filtrat-Gemisches auch immer einen Liter Plasmawasser von seinen Soluten befreit. Die Therapiedosis entspricht daher der Förderrate der abfließenden Dialysatpumpe (die korrekterweise als Dialysat/Filtrat-Pumpe bezeichnet werden müsste), in Abb. 5.1 also 2000 ml/h.

▶ **Wichtig** Hämodiafiltration: Therapiedosis = Abflussrate des Dialysat/Filtrat-Gemisches
= Förderrate der abführenden Dialysatpumpe

Während die Laufrate der abfließenden Dialysatpumpe die Höhe der gesamten Therapiedosis bestimmt, bestimmt die Differenz zwischen zu- und abfließendem Dialysatfluss, wie sich die gesamte Therapiedosis auf die beiden Komponenten „Dialyse" und „Filtration" aufteilt: Je weiter der Dialysat-Zufluss ($Q_{D\,zu}$) hinter der Laufrate der abfließenden Pumpe ($Q_{D\,ab}$) zurückbleibt, umso mehr Plasmaflüssigkeit wird aus dem Blut abfiltriert, d. h. die Filtrationskomponente nimmt zu.

▶ Hämodiafiltration: Filtrations-Komponente der Therapiedosis = $Q_{D\,ab} - Q_{D\,zu}$

Auch diese Erkenntnis kann anhand von Abb. 5.1 durchgespielt werden: Bei den dort angegebenen Flussraten wird die Therapiedosis von 2000 ml/h zu gleichen Teilen durch eine Hämodialyse (1000 ml/h) und eine Hämofiltration (1000 ml/h) generiert. Eine Reduktion des Dialysat-Zuflusses auf z. B. 500 ml/h hätte dagegen zur Folge, dass dem Blut 1500 ml Plasmaflüssigkeit pro Stunde entzogen würde. Die gleiche Gesamt-Therapiedosis würde sich in diesem Fall im Verhältnis 3:1 (1500 ml/h : 500 ml/h) auf die beiden Komponenten Hämofiltration und Hämodialyse aufteilen.

5.3 Entzug

Auch bei der Hämodiafiltration ergibt sich der Entzug letzten Endes aus der Summe aller abfließenden Flüssigkeiten minus der Summe aller zufließenden Flüssigkeiten. Im Beispiel in Abb. 5.1 verlassen 2000 ml/h das System über die abfließende Dialysatpumpe, während auf der Zuflussseite 1900 ml/h zu verzeichnen sind (1000 ml/h zufließendes Dialysat, 900 ml/h Substituat). Bilanziert man alle Zu- und Abflüsse, ergibt sich ein Entzug von 100 ml/h.

▶ **Wichtig** Hämodiafiltration: Entzug = Abflüsse – Zuflüsse = Dialysatabfluss – (Dialysatzufluss+Substituatfluss)

5.3 Entzug

Zwei Überlegungen, die bereits bei der reinen Hämofiltration angestellt wurden, lassen sich auch auf die „kleine Hämofiltration" übertragen, die in jeder CVVHDF enthalten ist.

Auch bei einer CVVHDF sollte die Filtrationsfraktion nicht höher als 20 % sein, um eine Hämokonzentration in den Filterkapillaren zu vermeiden. Für die Filtration muss der Blutfluss daher mindestens das Fünffache des Filtratflusses (= Laufratendifferenz zwischen ab- und zuführender Dialysatpumpe) betragen. Hinzu kommt jedoch noch diejenige Menge an Blut die benötigt wird, um das Dialysat mit Soluten aufzusättigen, d. h. das 2–3-fache des Dialysat-Zuflusses. Bei einem ausgewogenen Verhältnis zwischen Dialysat- und Filtratfluss kann als Faustregel gelten, dass der Blutfluss etwa das 4-fache der Ablaufrate des Dialysat/Filtrat-Gemisches betragen sollte; im Beispiel aus Abb. 5.1 wären dies also 8000 ml/h oder ca. 135 ml/min.

Zudem kann das Substituat auch bei einer CVVHDF entweder vor oder nach der Filtration zugegeben werden, d. h. auch bei einer CVVHDF muss zwischen Prä- oder Postdilutionsmodus ausgewählt werden. Bei einer Prädilution ergeben sich die gleichen Vor- und Nachteile wie bei der reinen Hämofiltration: Eine verbesserte Rheologie steht einer verminderten effektiven Therapieleistung gegenüber.

Ein sinnvoller Einsatz für die CVVHDF sind Situationen, in denen eine effektive Elimination auch von hochmolekularen Substanzen erforderlich ist, eine reine Hämofiltration wegen der erforderlichen hohen Blutflüsse aber nicht mit der gewünschten Therapiedosis betrieben werden kann (Q_B = 5 × Therapiedosis!). Ein Beispiel hierfür wäre eine ausgeprägte Rhabdomyolyse, durch die große Mengen Kalium, aber auch Kreatinkinase (CK) und Myoglobin freigesetzt werden.

5.4 Zusammenfassung kontinuierliche venovenöse Hämodiafiltration (CVVHDF)

- Bei der Hämodiafiltration werden im Blut gelöste Stoffe durch zwei Mechanismen eliminiert: Durch Diffusion aus dem Blut in das Dialysat und durch eine hochvolumige Filtration, die deutlich höher liegt als der gewünschte Flüssigkeitsentzug.
- Da die Filtrationsrate deutlich höher ist als der gewünschte Entzug, ist die Zugabe einer Substitutionslösung erforderlich. Hierdurch wird (analog zur reinen Hämofiltration) eine hohe Filtrationsleistung bei gleichzeitig niedrigem Entzug möglich. Die Substitution kann als Prä-oder Postdilution erfolgen.
- Die abströmende Flüssigkeit ist ein Gemisch aus aufgesättigtem Dialysat und Ultrafiltrat. Da beide Flüssigkeiten die zu eliminierenden Substanzen in der gleichen Konzentration enthalten wie das Plasmawasser, entspricht die Therapiedosis der Abflussrate des Dialysat/Filtrat-Gemischs.
- Durch die hochvolumige Filtrationskomponente werden große Moleküle wie z. B. Myoglobin oder Kreatinkinase (CK) besser eliminiert als bei einer reinen Hämodialyse. Im Gegensatz zu einer Hämofiltration muss der Blutfluss jedoch nur das Vierfache der Therapiedosis (Ablaufrate des Dialysat/Filtrat-Gemischs) betragen.

Sauer macht lustig: Zitratantikoagulation

6.1 Antikoagulation bei kontinuierlichen Nierenersatzverfahren

Die Durchführung einer kontinuierlichen Nierenersatztherapie erfordert eine effektive Antikoagulation, um Gerinnungsvorgänge in der Filterkapillaren zu verhindern. Lange Zeit war hierfür eine systemische Antikoagulation mit Heparin der Goldstandard. Für die Nierenersatztherapie ist im Gegensatz zu anderen extrakorporalen Verfahren (z. B. ECMO) zwar keine pTT- oder ACT-wirksame Antikoagulation erforderlich. Bei Patienten mit erhöhtem Blutungsrisiko kann jedoch bereits eine niedrigdosierte Heparin-Therapie gravierende Komplikationen zur Folge haben, darüber hinaus besteht bei Patienten mit Heparin-induzierter Thrombozytopenie (HIT) eine absolute Kontraindikation gegen den Einsatz von Heparin.

Die Zitratantikoagulation (auch regionale Antikoagulation genannt) stellt eine effektive, sichere und gut steuerbare Alternative zur Antikoagulation mit Heparin dar, die sich aufgrund ihrer breiten Anwendbarkeit zum Standardverfahren der Gerinnungshemmung bei Nierenersatzverfahren entwickelt hat.

6.2 Funktionsweise

Das Konzept der Zitratantikoagulation basiert auf der Tatsache, dass bei einem Abfall des ionisierten Calciums (Ca^{++}, gelegentlich auch als iCa abgekürzt) auf Werte unterhalb von 0,5 mmol/l keinerlei koagulatorisches Potenzial mehr im Blut vorhanden ist, da Ca^{++} sowohl für die intrinsische als auch die extrinsische Gerinnungsaktivierung zwingend erforderlich ist.

▶ $Ca^{++} < 0{,}5$ mmol/l: Keine Blutgerinnung mehr vorhanden

Zitrat bildet mit Ca^{++}-Ionen sehr stabile Calcium-Zitrat-Komplexe. Werden dem Blut vor dem Hämofilter etwa 3–4 mmol Zitrat pro Liter Blut zugesetzt, gehen etwa 3/4 der Ca^{++}-Ionen eine Komplexbildung mit Zitrat ein. Die Konzentration an freiem Ca^{++} fällt dadurch auf Werte um 0,3 mmol/l ab, sodass die Blutgerinnung de facto außer Kraft gesetzt ist. Bevor das Blut dem Patienten wieder rückinfundiert wird (d. h. nach der Filterpassage), wird dem Blut die entsprechende Menge an freiem Ca^{++} zugesetzt, um die Ca^{++}-Konzentration wieder auf physiologische Werte (ca. 1,2 mmol/l) anzuheben und die Hypokalzämie-bedingte Antikoagulation komplett aufzuheben. Die Vorteile der Zitratantikoagulation bestehen in folgenden Punkten:

- Die Antikoagulation beginnt mit der Zugabe von Zitrat und endet mit der Substitution von Ca^{++}. Sie beschränkt sich somit ausschließlich auf den extrakorporalen Blutbestand im Hämofilter (daher auch die Bezeichnung „regionale Antikoagulation"), dem Patienten steht in vivo das volle koagulatorische Potenzial seines Blutes zur Verfügung. Dies ist in vielen klinischen Situationen (intrakranielle oder retroperitoneale Blutungen, ausgedehnte Traumata etc.) in hohem Maße vorteilhaft.
- Zitrat ist ein physiologisches, ubiquitär im Stoffwechsel vorkommendes Molekül. Allergien oder Unverträglichkeiten (wie z. B. HIT) treten daher nicht auf.

- Die Bildung von Calcium-Zitrat-Komplexen geschieht organunabhängig und nach stöchiometrischen Gesetzen. Die Zitrat-Antikoagulation ist daher gut steuerbar, vergleichbare Effekte wie die gelegentlich zu beobachtende Heparin-Resistenz existieren bei der Zitrat-Antikoagulation nicht.

Die Zitrat-Antikoagulation kann bei sämtlichen Nierenersatzverfahren (CVVH, CVVHD, CVVHDF, Prä- oder Postdilution) eingesetzt werden. Der grundsätzliche Aufbau eines Nierenersatzverfahrens mit Zitratantikoagulation ist in Abb. 6.1 am Beispiel einer kontinuierlichen Hämodialyse (CVVHD) dargestellt.

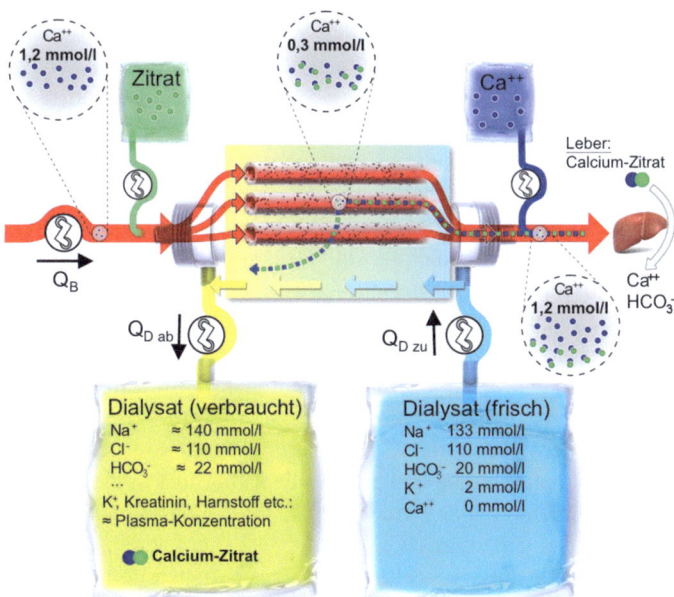

Abb. 6.1 Funktionsprinzip der Zitratantikoagulation am Beispiel einer kontinuierlichen veno-venösen Hämodialyse (CVVHD). Durch die Zugabe von Zitrat fällt die Konzentration von Ca^{++} in den Kapillaren auf Werte um 0,3 mmol/l, die Gerinnung ist somit aufgehoben. Nach der Filterpassage wird die Ca^{++}-Konzentration durch die Zugabe von Ca^{++} wieder auf Normwerte angehoben. Die Kalzium-Zitrat-Komplexe diffundieren entweder ins Dialysat oder werden von der Leber zu Ca^{++} und Bikarbonat abgebaut

Im Kern sind bekannte Strukturen wiederzuerkennen: Links im Bild befindet sich die Blutpumpe die den Blutfluss Q_B generiert, darunter die abführende Dialysat-Pumpe mit einem Dialysatabfluss $Q_{D\,ab}$, und ihr gegenüber die zuführende Dialysat-Pumpe, mit der Förderrate $Q_{D\,zu}$.

Zwischen der Blutpumpe und dem Hämofilter erfolgt über eine vierte Pumpe die Zugabe von 3–4 mmol Zitrat pro Liter Blut, wodurch etwa 3/4 des ionisierten Calciums in Form von Calcium-Zitrat-Komplexen gebunden wird. Hierdurch fällt die Ca^{++}-Konzentration in den Kapillaren auf Werte unter 0,3 mmol/l ab, sodass die Blutgerinnung im Filter wirksam gehemmt ist.

▶ Zitrat-Dosis: Etwa 3–4 mmol pro Liter Blut

Calcium-Zitrat-Komplexe sind sehr kleine Moleküle. Wegen ihrer geringen Größe können sie sich frei in Flüssigkeiten bewegen und haben somit zwei Optionen: Etwa die Hälfte der Calcium-Zitrat-Komplexe diffundiert während der Filterpassage aufgrund des Konzentrationsgefälles vom Blut in das Dialysat und fließt mit dem verbrauchten Dialysat ab. Die darin gebundenen Calcium-Moleküle sind für den Organismus unwiederbringlich verloren. Um diesen Verlust auszugleichen, muss dem Blut nach dem Filtrationsprozess über eine weitere Pumpe eine gleich große Menge an Calcium zugeführt werden; die genaue Dosierung der Calcium-Substitution wird im Abschn. 6.5 erläutert.

Die andere Hälfte der Calcium-Zitrat-Komplexe verbleibt in den Filterkapillaren und gelangt mit dem Blutfluss in die Zirkulation des Patienten; hier werden die Calcium-Zitrat-Komplexe von der Leber zu Ca^{++} und HCO_3^- abgebaut. Die aus den Calcium-Zitrat-Komplexen „recycelten" Ca^{++}-Ionen stehen dem Organismus wieder zur Verfügung; das gleichzeitig entstehende HCO_3^- verursacht eine metabolische Alkalose. Um die Zitratantikoagulation dennoch pH-neutral anwenden zu können, wird ein spezielles Dialysat verwendet, das den kontinuierlichen Anfall von Bikarbonat kompensiert. Dieses Dialysat unterscheidet sich von herkömmlichem Dialysat in drei Punkten, die in Abb. 6.1 zu erkennen sind:

- Die Konzentration an HCO_3^- im Dialysat ist mit 20 mmol/l leicht subphysiologisch. Dadurch diffundieren geringe Mengen Bikarbonat aus dem Blut in das Dialysat und werden eliminiert. Dies kompensiert den kontinuierlichen Anfall von Bikarbonat, der durch den hepatischen Abbau von Calcium-Zitrat-Komplexen entsteht; die Zitratantikoagulation kann daher pH-neutral angewendet werden.
- Auch die Natrium-Konzentration im Dialysat ist mit ca. 133 mmol/l leicht subphysiologisch, sodass auch geringe Mengen Natrium kontinuierlich aus dem Blut in das Dialysat abdiffundieren und eliminiert werden. Hiermit wird ein Natrium-Eintrag kompensiert, der bei einer Zitrat-Antikoagulation dadurch entsteht, dass die zugesetzten Zitrat-Moleküle als Natrium-Salze vorliegen und dem Blut somit stets eine gewisse Menge an Natrium zugeführt wird.
- Darüberhinaus enthält das Dialysat bei einer Zitrat-Antikoagulation kein Ca^{++}. Dieser Unterschied (der bereits im Abschn. 4.1.1 kurz erwähnt wurde) ist einfach zu verstehen: Eine physiologische Ca^{++}-Konzentration von ca. 1,2 mmol/l im Dialysat hätte aufgrund der sehr viel niedrigeren Ca^{++}-Konzentration im Inneren der Kapillaren (ca. 0,3 mmol/l) einen permanenten Einstrom von Ca^{++} in die Kapillaren zur Folge. Dies würde die Zitrat-vermittelte Hypokalzämie abschwächen bzw. vollständig aufheben und somit der Antikoagulation entgegenwirken. Um dies zu verhindern, enthält das Dialysat für Zitrat-Antikoagulation kein Ca^{++}.

Bei der Anwendung einer regionalen Zitratantikoagulation sind drei zentrale Aspekte von Bedeutung, die regelmäßig (d. h. etwa alle 8 h) überwacht werden müssen.

6.3 Effektivität der Antikoagulation

Für eine vollständige Aufhebung der plasmatischen Gerinnung muss die Ca^{++}-Konzentration in den Filterkapillaren in einem Bereich von 0,25–0,35 mmol/l gehalten werden. Eine Blutprobengewinnung zur Überprüfung der aktuellen Ca^{++}-Konzentration ist direkt aus den Filterkapillaren aufgrund ihrer Mikrostruktur verständlicherweise nicht möglich. Solange dem Blut nach der Filterpassage jedoch noch kein Ca^{++} zugesetzt wurde, kann aber auch nach dem Filter Blut entnommen werden, dessen Ca^{++}-Konzentration derjenigen im Filter entspricht. Deshalb verfügen Dialysesysteme über einen Blutentnahme-Port unmittelbar hinter dem Filter, aus dem Blut für die Messung des sogenannten „Postfilter"-Ca^{++} entnommen wird.

▶ **Wichtig** „Postfilter-Calcium" = Ca^{++}-Konzentration *im* Filter,
Zielbereich 0,25–0,35 mmol/l

Übersteigt das Postfilter-Ca^{++} den Grenzwert von 0,35 mmol/l, ist eine ausreichende Antikoagulation nicht mehr sicher gegeben, in diesem Fall muss die Zitrat-Dosierung (angegeben in mmol Zitrat pro Liter Blut) erhöht werden. Im Umkehrschluss muss die Menge an zugeführtem Zitrat pro Liter Blut reduziert werden, wenn das Postfilter-Ca^{++} auf Werte unter 0,25 mmol/l fällt.

▶ **Wichtig** Postfilter-Ca^{++} > 0,35 mmol/l: Zitratdosis (mmol Zitrat pro Liter Blut) erhöhen
Postfilter-Ca^{++} < 0,25 mmol/l: Zitratdosis (mmol Zitrat pro Liter Blut) reduzieren

6.4 Blut-pH und Basenüberschuss (BE)

Wie zuvor beschrieben geht die Zitrat-Antikoagulation mit einer kontinuierlichen Produktion von Bikarbonat einher, da ein Teil der entstehenden Calcium-Zitrat-Komplexe von der Leber zu Ca^{++} und HCO_3^- abgebaut wird. Die Menge der entstehenden Bikarbonat-Moleküle hängt somit direkt vom Blutfluss ab. Um die daraus resultierende metabolische Alkalose zu kompensieren, ist die Bikarbonat-Konzentration im Dialysat leicht subphysiologisch, wodurch geringe Mengen an Bikarbonat aus dem Blut ins Dialysat diffundieren und aus dem Kreislauf entfernt werden. Die Menge an eliminiertem Bikarbonat ist hierbei (wie bei allen an-

6.4 Blut-pH und Basenüberschuss (BE)

deren durch Diffusion entfernten Substanzen) direkt proportional zum Dialysatfluss. Vereinfacht gesagt, verursacht der Blutfluss eine metabolische Alkalose durch die Produktion von HCO_3^-, während der Dialysatfluss dagegen eine metabolische Azidose durch die Elimination von HCO_3^- bewirkt.

▶ **Wichtig** Der Blutfluss verursacht eine metabolische Alkalose
   Der Dialysatfluss verursacht eine metabolische Azidose

Der Dialysatfluss wirkt jedoch auch noch über einen zweiten Mechanismus der metabolischen Alkalose entgegen: Je höher der Dialysatfluss ist, um so mehr der gebildeten Calcium-Zitrat-Komplexe werden mit Dialysat entfernt, sodass weniger Calcium-Zitrat-Komplexe im Blut verbleiben und zu Ca^{++} und Bikarbonat abgebaut werden. Der Dialysatfluss bewirkt daher nicht nur eine Bikarbonat-Elimination aus dem Blut, sondern er „drosselt" auch flussabhängig die Bikarbonat-Produktion durch den hepatischen Abbau von Calcium-Zitrat-Komplexen.

Beträgt das Verhältnis von Blutfluss zu Dialysatfluss 3:1, sind Produktion und Elimination von HCO3- in etwa gleich groß. Da sich diese beiden Effekte jedoch nicht immer vollständig die Waage halten müssen, müssen Blut-pH und Basenüberschuss bei der Anwendung einer Zitratantikoagulation ebenfalls regelmäßig überwacht werden.

6.4.1 Metabolische Azidose

Die Korrektur einer metabolischen Azidose (negativer Basenüberschuss) kann auf zwei Wegen erfolgen: Zum einen kann der Blut- und Zitratfluss (bei gleichbleibender Zitrat-Dosis in mmol pro Liter Blut!) erhöht werden. Hierdurch werden mehr Calcium-Zitrat-Komplexe gebildet, bei deren hepatischem Abbau folglich auch mehr HCO_3^- entsteht. Zum anderen kann der Dialysatfluss reduziert werden, wodurch nicht nur weniger HCO_3^- über das Dialysat eliminiert wird, sondern auch mehr Calcium-Zitrat-Komplexe zur Leber gelangen und dort zu HCO_3^- metabolisiert werden.

Bei einer Reduktion des Dialysatflusses zur Korrektur einer metabolischen Azidose ist jedoch zu beachten, dass hierdurch auch die Therapiedosis (= Dialysatfluss!) verringert wird.

▶ **Wichtig** Metabolische Azidose: Blut- und Zitratfluss erhöhen
   oder Dialysatfluss reduzieren

6.4.2 Metabolische Alkalose

Analog zu den genannten Überlegungen kann einer alkalotischen Stoffwechsellage auf zwei Wegen entgegengewirkt werden: Durch eine Reduktion des Blutflusses werden weniger Calcium-Zitrat-Komplexe gebildet, sodass auch weniger HCO_3^- aus deren Abbau resultiert. Durch eine Steigerung des Dialysatflusses gelangen weniger Calcium-Zitrat-Konplexe zur Leber (= weniger Produktion von HCO_3^-), gleichzeitig wird mehr HCO_3^- über das Dialysat eliminiert.

▶ **Wichtig** Metabolische Alkalose: Blut- und Zitratfluss reduzieren
   oder Dialysatfluss erhöhen

Neben den genannten Auswirkungen des Blut-, Dialysat- und Zitratflusses auf den pH-Wert des Blutes existiert noch ein weiterer Mechanismus, über den sich eine (meist schwere) metabolische Alkalose entwickeln kann: Gerinnungsvorgänge im Inneren der Kapillare können dazu führen, dass sich ein dichtes Netz aus Fibrin und anderen Molekülen auf die Innenseite der Hohlfasermembranen legt (siehe Abb. 6.2). Die kleinen Poren der Membran werden dadurch von innen verlegt, sodass kaum noch Calcium-Zitrat-Komplexe aus dem Blut in das Dialysat abdiffundieren können. Die Menge an Calcium-Zitrat-Komplexen, die zur Leber gelangen, vervielfacht sich dadurch rasch, sodass in der Folge sehr große Mengen Bikarbonat gebildet werden. Anstiege des Basenüberschusses (BE) in einer Größenordnung von

6.4 Blut-pH und Basenüberschuss (BE)

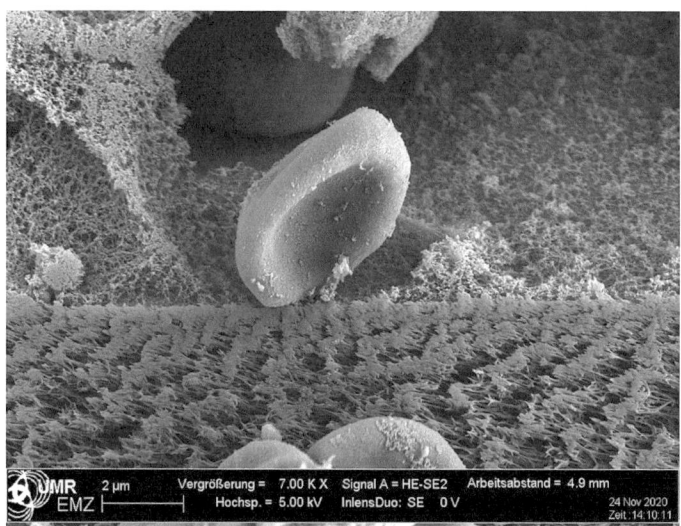

Abb. 6.2 Gerinnungsvorgänge im Inneren einer Mikrokapillare. Im Längsschnitt sind bei einer Vergrößerung von 7000 × Fibrinnetze zu erkennen, die die Innenwand der Kapillare auskleiden. Hierdurch wird sowohl die Diffusion von Soluten aus dem Blut in das Dialysat als auch die Filtration von Plasmaflüssigkeit beeinträchtigt. Quelle: Elektronenmikroskopisches Zentrum der Universitätsmedizin Rostock

10 mmol/l pro Stunde und ein extrem alkalischer Blut-pH sind die Folge, die beschriebenen Maßnahmen bei metabolischer Alkalose (Reduktion des Blut- und Zitratflusses, Steigerung des Dialysatflusses) haben in diesem Fall nahezu keine Wirkung.

Bei einem anderweitig nicht erklärbaren, starken Anstieg des Basenüberschusses sollte daher die Möglichkeit einer Poren-Okklusion der Hohlfasermembranen in Betracht gezogen werden. Neben einer schweren metabolischen Alkalose hat dieser Prozess außerdem zur Folge, dass auch die Diffusion von allen anderen eliminationspflichtigen Substanzen aus dem Blut in das Dialysat stark nachlässt. Trotz eines formal adäquaten Dialysatflusses nimmt die effektive Reinigungsleistung des Therapieverfahrens also erheblich ab, weshalb der komplette Wechsel des gesamten Systems in einer solchen Situation meistens nicht zu umgehen ist.

Hintergrundwissen
Neben den charakteristischen Auswirkungen auf den Säure-Base-Haushalt lässt sich eine zunehmende Obstruktion der Poren in den Hohlfasermembranen auch an einem Anstieg des sogenannten Transmembrandruckes erkennen. Die Drücke in einem Nierenersatzsystem und ihre Interpretation werden in Kap. 7 besprochen.

6.5 Systemisches Calcium

Die Zitratantikoagulation geht mit einem erheblichen Umsatz an Calcium einher: Wie bereits beschrieben, werden etwa 3/4 des freien Ca^{++} in Form von Calcium-Zitrat-Komplexen gebunden, wovon wiederum etwa die Hälfte über das Dialysat entfernt wird. Um diesen Calcium-Verlust über das Dialysat vollständig auszugleichen, muss dem Blut nach der Filterpassage die gleiche Menge an Calcium in Form der Ca^{++}-Substitution wieder zugesetzt werden. Aufgrund des hohen Umsatzes müssen Elimination und Substitution genau übereinstimmen, bereits geringe prozentuale Abweichungen zwischen Elimination und Substitution haben einen merkbaren Anstieg oder Abfall des systemischen Calciums des Patienten zur Folge.

Calcium-Zitrat-Komplexe verhalten sich hierbei wie alle anderen Solute im Blut bei einer Dialyse: Das Ausmaß ihrer Elimination wird ausschließlich von der Höhe des Dialysatflusses bestimmt. Die Höhe der Calciumsubstitution hängt somit direkt vom Dialysatfluss ab, die Substitutionsdosis wird daher in mmol Ca^{++} pro Liter Dialysat angegeben. Unter den typischen Rahmenbedingungen (75 % des Ca^{++} gehen eine Komplexbildung ein, 50 % der Calcium-Zitrat-Komplexe werden abdialysiert) ergibt sich für die Ca^{++}-Substitution eine Größenordnung von 1,5–2,0 mmol Ca^{++} pro Liter abfließendes Dialysat.

▶ Ca^{++}-Substitution: Etwa 1,5–2,0 mmol pro Liter abfließendes Dialysat

Für die genaue Einstellung der Ca^{++}-Substitution ist die regelmäßige Messung des systemischen Ca^{++} (d. h. des freien Ca^{++} im Patientenblut) erforderlich, dieses muss im Bereich physiologischer Normwerte liegen, also zwischen 1,15 und 1,35 mmol/l. Für diesen Wert kursiert bei der Anwendung einer Zitrat-Antikoagulation gelegentlich auch der Begriff „Präfilter-Calcium". Dies ist insofern verwirrend, weil das Blut zur Bestimmung des systemischen Ca^{++} selbstverständlich aus jedem beliebigen (zentral)venösen oder arteriellen Katheter entnommen werden kann und keineswegs direkt vor dem Filter abgenommen werden muss. Die Bezeichnung Präfilter-Ca^{++} für die Ca^{++}-Konzentration im Patientenblut ist daher eher als terminologische Analogie zum Postfilter-Ca^{++} zu verstehen, das die Ca^{++}-Konzentration im Filter widerspiegelt.

Liegt das systemische Ca^{++} des Patienten unterhalb des Normbereiches, muss die Ca^{++}-Substitution (angegeben in mmol Ca^{++} pro Liter Dialysat) erhöht werden – und umgekehrt.

▶ **Wichtig** Systemisches Ca^{++} < 1,15 mmol/l: Ca^{++}-Substitution erhöhen
Systemisches Ca^{++} > 1,35 mmol/l: Ca^{++}-Substitution reduzieren

6.6 Zitrat-Zugabe: Eine Art Prädilution

Die Stoffmenge an Zitrat, die dem Blut vor der Filterpassage zugegeben werden muss, lässt sich aus dem Blutfluss und der Zitratdosis einfach berechnen: Bei einem Blutfluss von 100 ml/min (= 6 l/h) und einer Zitratdosis von 4 mmol pro Liter Blut müssen dem Blut beispielsweise 24 mmol Zitrat pro Stunde zugesetzt werden.

Bei einer gegebenen Zitrat-Menge pro Zeiteinheit ist die Laufrate der Zitrat-Lösung umso höher, je niedriger die Zitrat-Konzentration in der verwendeten Lösung ist (und umgekehrt). Dieser Zusammenhang ist von praktischer Bedeutung, da Zitrat-Lösungen mit sehr unterschiedlichen Konzentrationen zur Verfügung stehen: Zum Zeitpunkt der Drucklegung dieses Buches wurden Zitrat-Lösungen mit Konzentrationen von 10 mmol/l bis 136 mmol/l hergestellt.

Um dem Blut 24 mmol Zitrat pro Stunde zuzuführen, müsste die Laufrate einer hoch konzentrierten Zitrat-Lösung (136 mmol/l) etwa 176 ml/h betragen, während bei Verwendung einer niedrig konzentrierten Zitrat- Lösung (10 mmol/l) für die gleiche Dosis schon eine Laufrate von 2400 ml/h erforderlich wäre. Um das Verfahren der Zitratantikoagulation bilanzneutral zu gestalten, muss dem Blut jedoch immer eine gleich große Flüssigkeitsmenge während der Filterpassage durch den Mechanismus der Ultrafiltration wieder entzogen werden.

Die Konstellation aus einer Flüssigkeitszugabe vor dem Filter und einem Flüssigkeitsentzug im Filter erinnert an die Hämofiltration im Prädilutionsmodus (Abschn. 3.5 und Abb. 3.3): Auch hier wird dem Blut eine große Menge Flüssigkeit durch Ultrafiltration entzogen, und eine nahezu gleiche Flüssigkeitsmenge in Form einer Substitutionslösung vor der Filterpassage zugeführt.

Bei einer Hämofiltration (CVVH) im Prädilutionsmodus und der Zitratantikoagulation sind die „Kausalitäten" von Flüssigkeitsentzug und Flüssigkeitszufuhr allerdings genau umgekehrt: Bei der Hämofiltration ist die hoch dosierte Filtration der primäre Prozess für die Elimination von Soluten, die Zugabe der Substitutionslösung kompensiert lediglich den hohen Flüssigkeitsverlust, der mit der Filtration einhergeht. Bei der Zitratantikoagulation ist dagegen die Zugabe der Zitratlösung der therapeutische Prozess für die Antikoagulation, während die anschließende Filtration den dadurch entstehenden Flüssigkeitseintrag kompensiert. Obwohl die Filtration von Plasmaflüssigkeit bei einer Zitratantikoagulation nur der Kompensation einer zuvor erfolgten Flüssigkeitszufuhr dient, bewirkt sie dennoch eine ebenso effektive Elimination von Soluten aus dem Blut wie bei einer Hämofiltration.

6.6 Zitrat-Zugabe: Eine Art Prädilution

Wie bereits überschlagen wurde, liegen die Zitrat-Zufuhr und die kompensatorische Filtration bei Verwendung einer hoch konzentrierten Zitratlösung (136 mmol/l) bei üblichen Blutflüssen in einem Bereich von etwa 100–200 ml/h. Eine Filtration in dieser Größenordnung liegt jedoch weit unter der geforderten Therapiedosis von 20–30 ml/kg/h, sodass zusätzliche „Reinigungsmechanismen" erforderlich sind. Meistens wird dies durch einen entsprechenden Dialysatfluss realisiert, der die nötige Reinigungsleistung übernimmt (s. Abb. 6.1). Trotz der geringfügigen Filtration wäre dieser Aufbau eine reine kontinuierliche Hämodialyse (CVVHD).

Alternativ kann die gewünschte Therapiedosis aber auch über eine wesentlich höhere Filtrationsrate und die Zugabe einer zusätzlichen, Zitrat-freien Substitutionslösung nach dem Filter realisiert werden. In diesem Falle wäre das Nierenersatzverfahren eine reine kontinuierliche Hämofiltration (CVVH), die Substitution würde sowohl als Prädilution (Zitrat-Lösung) als auch als Postdilution („klassische" Substitutionslösung) erfolgen.

Ganz anders ist die Situation bei Verwendung einer niedrig konzentrierten Zitrat-Lösung: Bei einer Zitrat-Konzentration von 10 mmol/l und einem Zitrat-Bedarf von 24 mmol/h muss die Zitrat-Lösung mit einem Fluss von 2400 ml/h zugeführt werden. Alleine um diesen Zufluss auszugleichen, muss dem Blut über den Mechanismus der Filtration ein Volumen von 2400 ml/h entzogen werden. Bei einem normalgewichtigen Patienten entspricht dies einer Filtrationsleistung von etwa 35 ml/kg/h, sodass alleine durch die Kompensation der Zitrat-Zugabe eine effektive Blutreinigung erreicht wird. Der Zitrat-Lösung kommen daher zwei Funktionen zu: Sie stellt zum einen eine adäquate Antikoagulation sicher, zum anderen übernimmt sie die Funktion der Substitutionslösung, durch die eine Fitration von über 2 L pro Stunde und ein deutlich niedrigerer Entzug miteinander vereinbar werden. Bei Verwendung niedrig dosierter Zitrat-Lösungen ist der resultierende Modus aufgrund des hohen Filtrationsumsatzes also stets eine Hämofiltration oder eine Hämodiafiltration; eine reine Hämodialyse ist mit diesen Zitrat-Lösungen nicht möglich.

6.7 Zitrat-Antikoagulation bei Leberinsuffizienz

Die Leber spielt bei der Zitrat-Antikoagulation eine zentrale Rolle: Sie baut die Calcium-Zitrat-Komplexe, die mit dem Blut zum Patienten zurückgelangen, zu Ca^{++} und Bikarbonat ab. Ein unvollständiger Abbau führt neben einem Anstieg von Calcium-Zitrat-Komplexen im Blut auch zu einer verminderten Bildung von Ca^{++} und Bikarbonat. Erste Anzeichen einer sogenannten „Zitratakkumulation" (womit genauer gesagt die Akkumulation von Calcium-Zitrat-Komplexen gemeint ist) sind daher ein steigender Ca^{++}-Substitutionsbedarf und ein erniedrigtes Serum-Bikarbonat mit metabolischer Azidose. Die Konzentration von Calcium-Zitrat-Komplexen im Blut kann laborchemisch zwar nicht direkt bestimmt werden, das Komplex-gebundene Calcium wird jedoch bei der Messung des Gesamt-Calciums erfasst (Gesamt-Calcium = Summe aus nicht-ionisiertem Calcium und Ca^{++}, Normwert ca. 2,2–2,5 mmol/l). Ein Anstieg des Gesamt-Calciums ist somit das dritte Zeichen eines unvollständigen Abbaus der entstandenen Calcium-Zitrat-Komplexe.

▶ **Wichtig** Typische Trias bei Vorliegen einer „Zitrat-Akkumulation":
Steigender Ca^{++}-Substitutionsbedarf
Abfall des Serum-Bikarbonats, metabolische Azidose
Anstieg des Gesamt-Calciums

Ein weiterer Indikator einer Zitrat-Akkumulation in Folge eines unvollständigen Abbaus von Calcium-Zitrat-Komplexen ist das Verhältnis von Gesamt-Calcium zu ionisiertem Calcium (Ca^{++}).

Unter physiologischen Bedingungen liegt etwa die Hälfte des Calciumbestandes in ionisierter Form vor, das Verhältnis von Gesamt-Calcium zu Ca^{++} beträgt also etwa 2:1. Findet die Umwandlung von Calcium-Zitrat-Komplexen zu Ca++ nicht mehr vollständig statt, verschiebt sich dieses Verhältnis in Richtung des Gesamt-Calciums; der Quotient aus Gesamt-Calcium und Ca++

steigt an. Bei einem Anstieg des Verhältnisses von Gesamt-Calcium zu Ca^{++} auf Werte ≥2,5 muss die Fortführung der Zitratantikoagulation bei Patienten mit eingeschränkter Leberfunktion kritisch hinterfragt werden.

▸ Verhältnis Gesamt-Calcium/Ca^{++} ≥ 2,5: Zitrat-Akkumulation!

Gerade bei Patienten mit Leberinsuffizienz ist die Zitrat-Antikoagulation jedoch eine interessante Alternative zu einer systemischen Antikoagulation, da Einschränkungen der Leberfunktion häufig mit Gerinnungsstörungen einhergehen und eine systemische Antikoagulation daher nach Möglichkeit vermieden werden sollte. Die Anwendbarkeit der Zitrat-Antikoagulation bei Patienten mit eingeschränkter Leberfunktion wurde in einer Vielzahl von klinischen Studien untersucht. In der überwiegenden Mehrzahl der Untersuchungen konnte gezeigt werden, dass selbst bei fortgeschrittener Leberinsuffizienz der Abbau von Calcium-Zitrat-Komplexen in der Regel vollständig stattfindet und eine Zitrat-Akkumulation nur sehr selten auftritt. Eine Metanalyse fasste die Ergebnisse von zehn klinischen Studien dahingehend zusammen, dass Leberfunktionsstörungen per se kein Ausschlusskriterium für die Anwendung einer Zitratantikoagulation sind [1]. Zur frühzeitigen Erkennung einer Zitratakkumulation muss in diesen Fällen aber kontinuierlich auf die Entstehung einer metabolischen Azidose und eines steigenden Ca^{++}-Substitutionsbedarfes geachtet werden. Das Verhältnis von Gesamt-Calcium zu ionisiertem Ca^{++} sollte zudem regelmäßig bestimmt werden.

6.8 Zusammenfassung Zitrat-Antikoagulation

- Durch die Zugabe von Zitrat wird die Ca^{++}-Konzentration im Blut stark abgesenkt, die Blutgerinnung im Filter ist dadurch vollständig aufgehoben.

- Referenzparameter für das Ausmaß der Antikoagulation im Filter ist das Postfilter-Ca^{++}. Der Zielbereich liegt zwischen 0,25 und 0,35 mmol/l und wird durch die Menge Zitrat gesteuert, die dem Blut vor dem Filter zugegeben wird
- Nach der Filterpassage wird die Gerinnungshemmung komplett antagonisiert, indem dem Blut diejenige Menge an Ca^{++} zugesetzt wird, die vorher in Form von Calcium-Zitrat-Komplexen eliminiert wurde. Zielparameter für die Dosierung des substituierten Calciums ist das systemische Ca^{++} (oder „Präfilter"-Ca^{++})
- Eine Erhöhung des Blutflusses führt zu einer alkalotischen Stoffwechsellage, während eine Erhöhung des Dialysatflusses den Blut-pH in Richtung azidotischer Werte verschiebt (und jeweils umgekehrt!).
- Bei eingeschränkter Leberfunktion ist auf eine metabolische Azidose sowie einen steigenden Ca^{++}-Substitutionsbedarf zu achten. Das Verhältnis von Gesamt-Calcium zu ionisiertem Ca^{++} muss engmaschig überwacht werden.

Literatur

1. Zhang W, Bai M, Yu Y, Li L, Zhao L, Sun S, Chen X (2019) Safety and efficacy of regional citrate anticoagulation for continuous renal replacement therapy in liver failure patients: a systematic review and meta-analysis. Crit Care 23:22. https://doi.org/10.1186/s13054-019-2317-9

Under Pressure: Druckparameter der Nierenersatztherapie

7

7.1 Druck, Fluss und Widerstand

Nachdem der Fokus in den bisherigen Kapiteln auf den *Flüssen* von Blut, Dialysat, Filtrat und anderen Substanzen in einem Nierenersatzsystem lag, soll sich dieses vorletzte Kapitel mit Drücken in einem Nierenersatzsystem befassen. Druck und Fluss sind untrennbar miteinander verbunden, wobei sich das Zusammenspiel dieser beiden Größen von zwei Seiten betrachten lässt: Einerseits ist es immer ein Druck, der als treibende Kraft eine Flüssigkeit gegen einen Widerstand fließen lässt, d. h. Druck erzeugt Fluss gegen Widerstand. Fließt eine Flüssigkeit jedoch gegen einen Widerstand (z. B. das Wasser in einem Gartenschlauch gegen eine enge Düse an seinem Ende), entsteht ein Rückstau und somit wiederum ein Druck, d. h. Fluss gegen Widerstand erzeugt Druck. Unabhängig davon ob man den Druck als *Ursache* eines Flusses oder als *Folge* des Flusses betrachtet, ergibt sich der Druck stets aus dem Produkt von Fluss und Widerstand.

▶ Druck = Fluss * Widerstand

Sämtliche Flussraten in Nierenersatzgeräten werden mit hoher Genauigkeit von Rollerpumpen generiert und bleiben konstant, so lange die Therapieparameter nicht verändert werden. Ungewöhnlich hohe Drücke oder plötzliche Veränderungen eines gemessenen Druckes sind daher in den meisten Fällen auf eine Zunahme des Widerstands zurückzuführen, gegen den die Flüssigkeit anströmen muss.

In Nierenersatzgeräten fließen Blut, Dialysat und andere Flüssigkeiten unter anderem auch durch Schläuche mit einer z. T. erheblichen Länge (alleine die zu- und rückführenden Blutleitungen zum Patienten sind z. B. etwa 2 m lang). Der Widerstand dieser Schläuche ist jedoch vernachlässigbar, da sie einen vergleichsweise großen Durchmesser haben. Zur Erinnerung: Der Strömungswiderstand eines Schlauches nimmt mit der 4. Potenz des Durchmessers ab. Verdoppelt man den Durchmesser eines Schlauches, reduziert sich sein Widerstand also auf $1/(2^4) = 1/16$ des Ausgangswertes.

Wesentliche Widerstände für den Blutfluss existieren daher nur an zwei Stellen: Zum einen stellen die Mikrokapillaren des Hämofilters aufgrund ihres sehr kleinen Durchmessers einen relevanten Strömungswiderstand für das Blut dar, der durch Clotting-Prozesse im inneren der Hohlfasermembran während der Therapie durchaus weiter zunehmen kann. Der andere Widerstand liegt in den venösen Gefäßzugängen für die Entnahme und Rückgabe des Blutes: Die verwendeten Katheter haben zwar ein vergleichsweise großes Lumen, die Ein- und Auslassöffnungen an der Katheterspitze sind aus hydrodynamischer Sicht jedoch wirksame „Engstellen". Der Widerstand des Gefäßzuganges kann zudem z. B. durch Abknicken des Katheters oder das Anliegen an der Gefäßinnenwand ebenfalls deutlich ansteigen.

In modernen Nierenersatzgeräten werden an vier verschiedenen Stellen Drücke gemessen, die im Folgenden betrachtet werden (s. Abb. 7.1). In der Abbildung ist eine kontinuierliche Hämodialyse dargestellt, alle Überlegungen zu den Drücken gelten jedoch auch für eine Hämo(dia)filtration, da die physikalischen Zusammenhänge von Druck, Fluss und Widerstand bei allen Nierenersatzverfahren gleich sind.

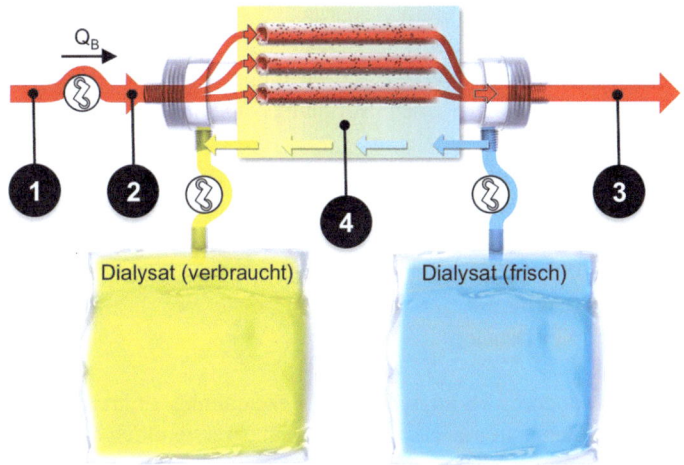

Abb. 7.1 Druckmesspunkte in einem Nierenersatzgerät am Beispiel einer kontinuierlichen veno-venösen Hämodialyse (CVVHD)

7.1.1 Abnahme- oder Zugangsdruck

Die erste Druckmessung erfolgt vor (d. h. patientenseitig) der Blutpumpe, die dem Patienten Blut mit der gewählten Flussrate Q_B entnimmt (Druck 1 in Abb. 7.1).

Wie bei jeder Blutentnahme aus einem Venenkatheter, ist auch für diesen Vorgang ein Unterdruck erforderlich. Der Druck *vor* der Blutpumpe ist daher immer negativ; die Höhe dieses Unterdrucks hängt von der Blutflussrate und dem Widerstand ab, den der venöse Gefäßzugang dem Blutfluss entgegensetzt. Ein akuter Anstieg dieses Unterdrucks (d. h. in Richtung negativerer Werte) ist bei konstantem Blutfluss ein Indiz für Strömungshindernisse am Venenkatheter, z. B. durch Thrombosierung, Abknicken etc.

Erythrozyten sind bei jeder Passage durch das arterielle System des Blutkreislaufes hohen Drücken ausgesetzt, daher sind sie von Natur aus sehr stabil gegen Überdruck. Unterdruck führt dagegen relativ rasch zum Platzen von Erythrozyten, d. h. einer Hämolyse. Dem aspirationsbedingten Unterdruck kommt daher eine besondere Bedeutung zu; bei kontinuierlich hohen Werten ist es empfehlenswert, Hämolyseparameter (z. B. freies Hämoglobin) regelmäßig zu kontrollieren. Zur Senkung des Unterdruckes kann entweder die Blutflussrate verringert oder aber Versuche unternommen werden, den Strömungswiderstand des venösen Gefäßzuganges zu reduzieren.

Je nach Hersteller existieren für diesen ersten Druck in einem Nierenersatzkreislauf verschiede Bezeichnungen:

- Zugangsdruck
- Abnahmedruck
- Arterieller Druck

Insbesondere die letztgenannte Bezeichnung ist irreführend, da es auf den ersten Blick nicht unbedingt verständlich erscheint, dass in einem veno-venösen Nierenersatzverfahren ein „arterieller" Druck gemessen wird, und dieser auch noch negative Werte hat. Wie bereits im Kap. 2 erwähnt wurde, wird der Blutzufluss aus historischen Gründen jedoch auch bei veno-venösen Verfahren als „arterieller" Anschluss bezeichnet. Da das Blut auf der „arteriellen" Seite nur durch einen Unterdruck entzogen werden kann, hat dieser „arterielle" Druck stets ein negatives Vorzeichen.

7.1.2 Präfilter-Druck

Während die Blutpumpe patientenseitig einen Unterdruck generiert um Blut aus dem Patienten abzuziehen, entsteht auf der „Ausgangsseite" der Pumpe ein Überdruck, da das Blut bis zur Rückgabe in den Patienten gegen den Kapillarwiderstand des Hämofilters und den Strömungswiderstand des rückführenden venösen Gefäßzuganges fließen muss. Die Messung dieses Druckes erfolgt vor dem eigentlichen Hämofilter (Druck 2 in Abb. 7.1), hieraus resultiert die Bezeichnung Präfilter-Druck.

Der Präfilter-Druck entsteht dadurch, dass Blut gegen zwei hintereinander liegende Widerstände strömen muss. Für einen

Anstieg des Präfilter-Druckes bei konstantem Blutfluss kommen daher zwei Ursachen in Frage: Entweder kann der Strömungswiderstand des Hämofilters durch eine zunehmende Obstruktion der Mikrokapillaren angestiegen sein, oder es kann eine Stenose im rückführenden Gefäßzugang vorliegen, z. B. durch Abknicken oder Thrombosierung. In beiden Fällen resultiert ein Anstieg des Druckes vor dem Hämofilter; zur Differenzierung der beiden möglichen Ursachen ist ein weiterer Druck erforderlich, der im nächsten Abschnitt beschrieben wird.

7.1.3 Rückgabedruck

Die dritte Druckmessung erfolgt distal des Hämofilters, bevor das Blut über den venösen Gefäßzugang in den Patienten zurückfließt (Druck 3 in Abb. 7.1). Da der Blutfluss an dieser Stelle nur noch den Strömungswiderstand des venösen Gefäßzuganges überwinden muss, hängt der Druck an dieser Stelle nur noch von der Höhe des Blutflusses und dem Widerstand des rückführenden Gefäßzuganges ab. Bei unverändertem Blutfluss weist ein Anstieg dieses Druckes daher unmittelbar auf einen erhöhten Widerstand im rückführenden Gefäßzugang hin. Gängige Bezeichnungen für diesen dritten Druck sind:

- Venöser Druck
- Rückgabedruck

Der Rückgabedruck ermöglicht darüber hinaus eine differenzierte Interpretation eines erhöhten Präfilter-Druckes: Ist der Präfilter-Druck erhöht, der Rückgabedruck aber normal, muss die Stenose „stromaufwärts" vom Messpunkt des Rückgabedruckes, d. h. im Hämofilter liegen. Sind jedoch sowohl der Rückgabedruck als auch der Präfilter-Druck erhöht, befindet sich die Stenose im Gefäßzugang. Der erhöhte Rückgabedruck pflanzt sich in diesem Fall lediglich stromaufwärts fort und verursacht dadurch die Erhöhung des Präfilter-Druckes.

- Erhöhter Präfilter-Druck:
  - Rückgabedruck normal: Erhöhter Widerstand im Hämofilter
  - Rückgabedruck erhöht: Erhöhter Widerstand im rückführenden Gefäßzugang

7.1.4 Ultrafiltrat-Druck und Trans-Membran-Druck

Die drei bislang betrachteten Drücke entstehen dadurch, dass ein *Blut*strom gegen zwei definierte Widerstände fließt. Es gibt jedoch einen weiteren Flüssigkeitsstrom, der ebenfalls einen Widerstand überwinden muss: Wird dem Blut Flüssigkeit über den Mechanismus der Filtration entzogen, fließt diese Plasmaflüssigkeit durch Mikro-Poren aus dem Inneren der Kapillaren in den Extrakapillärraum der Filterkartusche. Diese Mikro-Poren setzen dem Flüssigkeitsausstrom wegen ihres sehr kleinen Durchmessers ebenfalls einen relevanten Widerstand entgegen, sodass ein definierter Druck erforderlich ist, um Flüssigkeiten aus den Hohlfasermembranen abzufiltrieren.

Bei genauer Betrachtung ist die treibende Kraft für den Flüssigkeitsausstrom jedoch nicht alleine der Druck im inneren der Filterkapillaren, sondern die Druckdifferenz zwischen dem Inneren und dem Äußeren der Kapillaren: Würde die Flüssigkeit außerhalb der Kapillaren unter dem selben Druck stehen wie das Blut in den Kapillaren, käme es zu keinerlei Flüssigkeitsausstrom. Der Druck, unter dem das Blut im Inneren der Kapillaren steht, ist bekannt: Dieser Druck entspricht dem Präfilter-Druck, mit dem die Blutpumpe das Blut in das Hohlfasersystem pumpt. Um die Druckdifferenz zwischen den beiden Seiten der Kapillarmembran zu bestimmen, muss als vierter Druck der Druck außerhalb der Hohlfasermembranen, d. h. im Dialysat- oder Ultrafiltrat-Kompartiment der Filterkartusche gemessen werden (Druck 4 in Abb. 7.1). Bei einer reinen Hämofiltration befindet sich in diesem Kompartiment das abgepresste Ultrafiltrat, während es bei einer Hämodialyse die Dialysat-Flüssigkeit enthält. Da jedoch auch bei einer Hämodialyse der Flüssigkeitsentzug durch eine Fitration er-

7.1 Druck, Fluss und Widerstand

folgt, hat sich für den Druck innerhalb der Filterkartusche der Begriff Ultrafiltrat-Druck eingebürgert.

▶ Ultrafiltrat-Druck = Druck im extrakapillären Kompartiment der Filterkartusche

Die Druckdifferenz zwischen der Innen- und Außenseite der Hohlfasermembran ist also die Differenz zwischen dem Präfilter-Druck und dem Ultrafiltrat-Druck. Diese Druckdifferenz wird als Trans-Membran-Druck (Abkürzung: TMP = trans membrane pressure) bezeichnet.

▶ Trans-Membran-Druck (TMP) = Präfilter-Druck – Ultrafiltrat-Druck

Gemäß dem Zusammenhang Druck = Fluss * Widerstand hängt der TMP von der Höhe des Filtratflusses und dem Widerstand der Kapillar*poren* ab (nicht zu verwechseln mit dem Strömungswiderstand, den das Kapillar*lumen* dem Blutstrom entgegensetzt!). Im Gegensatz zum Blutfluss, der nur in relativ engen Grenzen variiert wird, kann der Filtratfluss bei verschiedenen Modalitäten der Nierenersatztherapie jedoch sehr unterschiedliche Werte annehmen: Bei einer Hämodialyse wird lediglich diejenige Menge Flüssigkeit abfiltriert, die dem Patienten tatsächlich entzogen werden soll, also selten mehr als 300 ml/h. Bei einer Hämofiltration erfolgt dagegen die gesamte Blutreinigung über den Mechanismus der Filtration (mit anschließender Zugabe von Substituat), die Filtrationsrate beträgt also 20–30 ml/kg/h, d. h. etwa 1500–3000 ml/h und somit gut das 10-fache einer Hämodialyse. Bei einer Hämodiafiltration oder einer Hämofiltration entstehen aufgrund der höheren Filtratflüsse also wesentlich höhere Trans-Membran-Drücke als bei einer Hämodialyse.

Unabhängig von seiner absoluten Höhe, deutet ein Anstieg des TMP bei unverändertem Filtratfluss darauf hin, dass der Widerstand für den Flüssigkeitsausstrom aus den Kapillaren zunimmt, d. h. die Mikroporen der Hohlfasermembran durch Clotting, Eiweißablagerungen und ähnliche Vorgänge obstruieren.

Abb. 6.2 zeigt z. B. ein dichtes Fibrin-Netz auf der Innenseite der angeschnittenen Kapillare, das die Poren der Membran zum großen Teil verlegt. Bei einer Dialyse hat dies zur Folge dass kaum noch eine Diffusion von zu eliminierenden Substanzen in das Dialysat stattfindet, d. h. die Effektivität der Therapie trotz eines adäquaten Dialysatflusses abnimmt. Im Falle einer Zitrat-Antikoagulation führt das verringerte Abdiffundieren von Calcium-Zitrat-Komplexen ins Dialysat zudem zu einer ausgeprägten metabolischen Alkalose, wie bereits im Abschn. 6.4.2 beschrieben wurde. Alle Anstiege des TMP, die nicht auf eine Erhöhung der Filtrationsrate zurückzuführen sind, sollten daher kritisch gewertet werden, da die zunehmende Obstruktion der Kapillarporen weitreichende Folgen auf die Effektivität des Verfahrens, und im Falle einer Zitrat-Antikoagulation auch auf den Säure-Basen-Haushalt hat.

Los geht's!

8.1 Wer braucht wann welches Nierenersatzverfahren?

Die *klinischen* Empfehlungen zum Einsatz von Nierenersatzverfahren unterliegen (wie sämtliches Wissen der Medizin) einem stetigen Wandel. Ob ein Nierenersatzverfahren eher frühzeitig begonnen oder möglichst lange hinausgezögert werden soll, wie lange es anzuwenden ist, welche alternativen Optionen bei einer „relativen" Indikation für ein Nierenersatzverfahren bestehen: Diese und viele andere klinische Entscheidungen können nur auf der Basis aktueller, evidenzbasierter Erkenntnisse getroffen werden.

Ist die Indikation für ein Nierenersatzverfahren in einer konkreten Situation jedoch gegeben, sollten die Details der Behandlung nicht nach dem weit verbreiteten Schema „wie immer" angeordnet werden, sondern optimal an die individuelle Situation des Patienten angepasst werden. Die Entscheidungswege für die Auswahl, Anordnung und Umsetzung eines kontinuierlichen Nierenersatzverfahrens sind zum Abschluss nochmals kurz zusammengefasst.

8.2 Welche Modalität (Hämodialyse, Hämofiltration oder Hämodiafiltration)?

In den meisten Fällen wird das hauptsächliche Ziel eines Nierenersatzverfahrens darin bestehen, Flüssigkeit und kleinmolekulare Substanzen (Kalium, Kreatinin, Harnstoff, H$^+$) zu eliminieren; dies ist mit allen drei Verfahren gleichermaßen effektiv möglich. Da eine Hämodialyse im Vergleich zu den beiden anderen Modalitäten jedoch mit dem niedrigsten Blutfluss betrieben werden kann (dieser muss lediglich das 2–3-fache der Therapiedosis betragen) ist es sinnvoll, sie in diesen Fällen einzusetzen.

Steht dagegen die maximal effektive Elimination von großmolekularen Substanzen (z. B. Kreatinkinase, Myoglobin, Interleukine) im Vordergrund, ist eine reine Hämofiltration das Verfahren der Wahl. Da hierbei ein deutlich höherer Blutfluss erforderlich ist (mindestens das Fünffache der Therapiedosis), ist die Qualität der Gefäßzugänge von entscheidender Bedeutung: Hämodynamisch wirksame Engstellen in den Gefäßzugängen können zu starken Unterdrücken in den Gefäßzugängen führen, sodass bei zunehmender Hämolyse gegebenenfalls der Blutfluss (und somit auch die Therapiedosis!) limitiert werden muss.

Die Hämodiafiltration stellt einen Kompromiss zwischen beiden Verfahren dar: Sie ist eine gute Alternative, wenn großmolekulare Substanzen vermehrt eliminiert werden sollen, ein Teil der Reinigungsleistung jedoch auch über den Mechanismus der Diffusion (mit dem Schwerpunkt auf kleinmolekularen Substanzen) realisiert werden kann. Der Vorteil gegenüber einer reinen Hämofiltration liegt darin, dass eine Hämodiafiltration mit niedrigeren Blutflüssen betrieben werden kann als eine Hämofiltration mit gleicher Therapiedosis.

8.3 Welche Behandlungsparameter?

Bei jedem Nierenersatzverfahren müssen der Entzug (Flüssigkeitsbilanz des Verfahrens) und die Therapiedosis (diejenige Menge an Plasmaflüssigkeit, die pro Zeiteinheit gereinigt wird) festgelegt werden.

Der Entzug ist sehr variabel und vom klinischen Hydratationszustand des Patienten abhängig, in der klinischen Praxis sind Entzugsraten zwischen 0 und 300 ml/h üblich.

Die Therapiedosis sollte dagegen stets etwa 20–30 ml/kg/h betragen. Unabhängig davon, ob das Blut durch Filtration (CVVH), Dialyse (CVVHD) oder beide Mechanismen (CVVHDF) gereinigt wird: Die Flüssigkeit im Extrakapillarraum der Filterkartusche (Filtrat, Dialysat oder eine Mischung aus beidem) enthält alle eliminationspflichtigen Substanzen in nahezu der gleichen Konzentration wie die Plasmaflüssigkeit. Die Therapiedosis entspricht daher bei allen Nierenersatzverfahren der „Ablaufrate", d. h. derjenigen Menge Flüssigkeit pro Zeiteinheit, die aus dem extrakapillären Kompartiment der Filterkartusche abfließt.

Bei der Einstellung der Therapiedosis ist zu berücksichtigen, ob und in welchem Umfang die Nierenersatztherapie unterbrochen werden muss, z. B. für operative Eingriffe, diagnostische Prozeduren (CT, MRT) oder einen Wechsel des Systems. Da der Dosis-Richtwert von 20–30 ml/kg/h für die kontinuierliche Anwendung gilt, ist die am Gerät eingestellte Dosis je nach Dauer der Therapieunterbrechungen entsprechend höher zu wählen.

8.4 Welche Antikoagulation?

Das Antikoagulationsverfahren der Wahl ist die regionale Zitrat-Antikoagulation. Sie ist gut steuerbar, beeinträchtigt nicht die in-vivo-Gerinnung des Patienten und kann auch bei Heparin-Unverträglichkeit angewendet werden.

Die Zitrat-Dosis liegt in einem Bereich von 3–4 mmol Zitrat pro Liter Blut. Die genaue Dosierung wird anhand des „Postfilter"-Ca^{++} gesteuert, für eine optimale Antikoagulation sollte dieser Wert in einem Bereich von 0,25 mmol/l bis 0,35 mmol/l liegen.

Die Höhe der anschließenden von Ca^{++}-Substitution beträgt etwa 1,5–2,0 mmol Ca^{++} pro Liter Dialysat (bzw. Filtrat). Die genaue Dosierung erfolgt anhand des systemischen Ca^{++}, welches in einem Bereich von 1,15–1,35 mmol/l liegen sollte.

Mit dem Blutfluss werden Bikarbonat-Ionen erzeugt, die kompensatorisch vom Dialysatfluss eliminiert werden. Bei einer metabolischen Alkalose sollte daher der Blutfluss reduziert und/oder der Dialysatfluss erhöht werden, während bei einer metabolischen Azidose der Blutfluss erhöht und/oder der Dialysatfluss reduziert werden sollte.

Die Zitrat-Antikoagulation kann auch bei Patienten mit Leberinsuffizienz angewendet werden. Hierbei sollte sorgfältig auf einen Anstieg des Ca^{++}-Substitutionsbedarfes sowie eine entstehende metabolische Azidose geachtet werden, die auf einen unvollständigen hepatischen Abbau der Calcium-Zitrat-Komplexe hinweisen. Das Ausmaß einer Zitrat-Akkumulation kann zudem anhand des Verhältnisses von Gesamt-Calcium zu ionisiertem Ca^{++} objektiviert werden, ein Anstieg dieses Verhältnisses auf Werte über 2,5 weist auf einen unvollständigen hepatischen Abbau der Calcium-Zitrat-Komplexe hin. In diesem Fall muss die Zitrat-Antikoagulation beendet und durch eine systemische Antikoagulation (z. B. mit Heparin oder Argatroban) ersetzt werden.

Stichwortverzeichnis

A
Abnahmedruck 65

B
Blutfluss 10
  bei Hämodiafiltration 45
  bei Hämodialyse 36
  bei Hämofiltration 22
Blutpumpe 10

C
Calcium-Zitrat-Komplexe
  hepatischer Abbau 50
Cut-off-Wert 14

D
Dialysat
  bei Zitratantikoagulation 50
  Zuammensetzung 33
Dialysatfluss
  bei Hämodiafiltration 43
  bei Hämodialyse 32
Diffusion, selektive 33
Druck
  arterieller 65
  venöser 67

E
Entzug
  bei Hämodiafiltration 44
  bei Hämodialyse 37
  bei Hämofiltration 19
  Definition 18
  Standardwerte 19

F
Filtratfluss 10
Filtrationsfraktion 23
Filtratpumpe 10

G
Gegenstromprinzip 34

H
High-Cut-Off-Filter 39
Hohlfasermembran 3

I
iCa (ionisiertes Calcium) 48
Ionisiertes Calcium (iCa) 48

M
Molekülgröße
  Einfluss bei Hämodialyse 39
  Einfluss bei Hämofiltration 14

P
Postfilter-Calcium 52
  Zielbereich 52
Prädilution 25
  bei Hämodiafiltration 45
  Einfluss auf Therapiedosis 27
Präfilter-Druck 66

R
Rückgabedruck 67

S
Siebkoeffizient 5
Solute
  Definition 8
Substituatfluss 11
Substitutionslösung 11
  Funktion 11

T
Therapiedosis
  bei Hämodiafiltration 43
  bei Hämodialyse 36
  bei Hämofiltration 21
  Definition 19
  Standardwerte 21
Trans-Membran-Druck 69

U
Ultrafiltrat-Druck 68

Z
Zitratantikoagulation
  bei Leberinsuffizienz 60
  Calciumdosierung 56
  Funktionsweise 48
  Gesamt-Calcium 60
  metabolische Alkalose 54
  metabolische Azidose 53
  systemisches Calcium 56
  Überwachung der Effektivität 51
  Vorteile 48
  Zitratakkumulation 60
  Zitratdosierung 50
Zugangsdruck 65

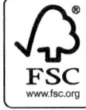

MIX
Papier aus verantwortungsvollen Quellen
Paper from responsible sources
FSC® C105338

If you have any concerns about our products,
you can contact us on
ProductSafety@springernature.com

In case Publisher is established outside the EU,
the EU authorized representative is:
**Springer Nature Customer Service Center GmbH
Europaplatz 3, 69115 Heidelberg, Germany**

Printed by Libri Plureos GmbH
in Hamburg, Germany